O QUE É SER
DENTISTA

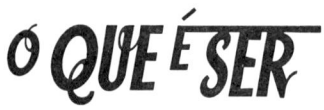

Outros títulos da série:

O QUE É SER ARQUITETO
MEMÓRIAS PROFISSIONAIS DE LELÉ (JOÃO FILGUEIRAS LIMA)
EM DEPOIMENTO A CYNARA MENEZES

O QUE É SER ASTRÔNOMO
MEMÓRIAS PROFISSIONAIS DE RONALDO MOURÃO
EM DEPOIMENTO A JORGE CALIFE

O QUE É SER DIRETOR DE CINEMA
MEMÓRIAS PROFISSIONAIS DE CACÁ DIEGUES
EM DEPOIMENTO A MARIA SILVIA CAMARGO

O QUE É SER FONOAUDIÓLOGA
MEMÓRIAS PROFISSIONAIS DE GLORINHA BEUTTENMÜLLER
EM DEPOIMENTO A ALEXANDRE RAPOSO

O QUE É SER MAESTRO
MEMÓRIAS PROFISSIONAIS DE ISAAC KARABTCHEVSKY
EM DEPOIMENTO A FÁTIMA VALENÇA

O QUE É SER MÉDICO
MEMÓRIAS PROFISSIONAIS DE PAULO NIEMEYER FILHO
EM DEPOIMENTO A LILIAN FONTES

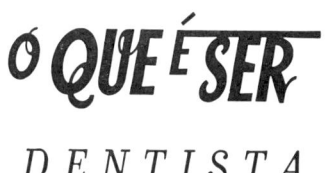

DENTISTA

Memórias profissionais de
Gualberto Nogueira Filho
em depoimento a
Cristina Ramalho

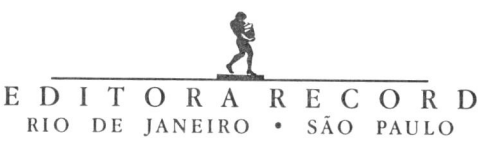

EDITORA RECORD
RIO DE JANEIRO • SÃO PAULO

2004

CIP-Brasil. Catalogação-na-fonte
Sindicato Nacional dos Editores de Livros, RJ.

N716o Nogueira Filho, Gualberto
O que é ser dentista: memórias profissionais de Gualberto Nogueira Filho; em depoimento a Cristina Ramalho. – Rio de Janeiro: Record, 2004.
. – (O que é ser)

ISBN 85-01-06876-4

1. Nogueira Filho, Gualberto. 2. Odontolologia. I. Ramalho, Cristina. II. Título. III. Série.

03-1782
CDD – 926.176
CDU – 929NOGUEIRA FILHO, G.

Copyright © Gualberto Nogueira Filho e Cristina Ramalho, 2004

Capa: MARCELO MARTINEZ
Projeto gráfico: PORTO + MARTINEZ

Direitos exclusivos desta edição reservados pela
DISTRIBUIDORA RECORD DE SERVIÇOS DE IMPRENSA S.A.
Rua Argentina 171 – Rio de Janeiro, RJ – 20921-380 – Tel.: (21) 2585-2000

Impresso no Brasil

ISBN 85-01-06876-4

PEDIDOS PELO REEMBOLSO POSTAL
Caixa Postal 23.052
Rio de Janeiro, RJ – 20922-970

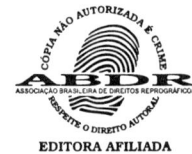

EDITORA AFILIADA

SUMÁRIO

Apresentação — 7
A moça do sorriso de quebra-cabeça — 9

Parte 1 — Memórias
Filho de peixe — 15
Os anos dourados — 22
Mamãe, ainda vou chegar lá... — 30
Esquema hollywoodiano para tratar o presidente — 44
Uma arte para cada caso — 47
   Cena 1 — 47
   Cena 2 — 48
   Cena 3 — 48

Parte 2 — Reflexão ética
Tudo em família — 65
   O Gualberto pioneiro — 68
   Paulo, o endodontista — 70
   Sérgio, o periodontista — 74
   Fernando, o especialista em prótese sobre implante — 78
   Alexandre, o ortodontista — 80
   Fabiana, a odontopediatra — 83
As mulheres do meu mundo — 85
A ética de cada dia — 95
A receita do sucesso — 101

Um pouco de história — 111
Instituições de ensino — 117

APRESENTAÇÃO

Sou daquele tipo que se arrepia só de ouvir a palavra dentista. É a senha para uma desagradável volta à infância, diante de um doutor azedo e de broca na mão. Na adolescência a coisa piorou. Dentista virou sinônimo de pesadelo para a minha já cambaleante auto-estima: eu precisava usar aparelho e, conseqüentemente, na minha fantasia, manter a rapaziada a distância. Adulta, continuei me esquivando dos consultórios sempre que possível. Então, quando o destino gozador me pôs para escrever este livro sobre a vida de um dentista, achei, agora que sou uma mulher para lá de crescida e até analisada, que estava na hora de encarar a odontologia com mais convicção.

Pois o dr. Gualberto, apaixonadíssimo pelo seu trabalho a ponto de convencer os quatro filhos a escolher com gosto a odontologia (e só a filha desistiu da idéia no meio do curso), acabou me fazendo mudar de opinião sobre o que é ser dentista depois de uma longa e divertida série de encontros. No começo foi duro. Quase desisti. Se em algum momento ele me encarava com o olhar fixo, eu sentia um frio na barriga, imaginando que ia me mandar sentar na cadeira e abrir a boca. Nem ria muito para evitar a possibilidade de algum diagnóstico. Acontece que, por trás do tipo sério e bem-sucedido, ele é um gozador. Nós dois pertencemos a mundos muito diferentes, mas tivemos tal afinidade humorística que rapidinho senti-me confortável. E aprendi com ele.

A primeira lição foi dar um breque no meu exagero. Diante dos casos complicados, senti aquele alívio — não muito caridoso — que todo mundo sente quando vê os problemas dos outros. Sim, tem gente por aí com muito mais medo de dentista do que eu, bocas incrivelmente descuidadas e, felizmente, sujeitos como o Gualberto, que conseguem transmitir confiança absoluta aos clientes. A lição número dois, a mais importante, foi constatar que alguém totalmente encantado com o que faz, como ele, é capaz de dar leveza e graça a uma profissão árdua e que exige disciplina rígida.

Gualberto trabalha além da conta, é terrivelmente perfeccionista, tem um controle absoluto sobre tudo — inclusive sobre quem está à sua volta. E todos que trabalham com ele, filhos, genro, nora, assistentes, são só elogios e admiração pelo seu estilo. Pacientes também se derretem, a ponto de ele atender famílias inteiras por mais de 30 anos. "Devo tudo o que sou à odontologia", Gualberto me disse várias vezes. Entendi o motivo. Escrever sua história ajudou-me até a sentar na cadeira do consultório mais feliz com o meu sorriso — e aqui cabe um parêntese de agradecimento à minha nova dentista, a Olívia. Espero que a leitura deste livro também ajude os futuros Gualbertos a espalhar sorrisos confiantes pelo mundo afora.

Cristina Ramalho

A MOÇA DO SORRISO DE QUEBRA-CABEÇA

Tudo que eu sei é que a moça estava na varanda de um clube e de repente escorregou. Caiu lá do segundo andar. Deu com a cara num vaso, arrebentou todos os dentes da frente. O marido dela, que eu já conhecia, me ligou. Fui correndo vê-la no hospital. O sorriso da coitada — uma moça bonita, rica, bem tratada — estava, claro, um desastre. Todos os dentes quebrados, pontiagudos, afiados. Só de olhar imaginei que teria de fazer uns seis canais, mais algumas jaquetas. Comentei com o marido que, se fosse possível encontrar o máximo de pedaços de dentes no local da queda, isso me ajudaria a reconstituir a arcada da mulher dele. E o sujeito — olha que amoroso — resolveu ir até o clube e vasculhar a área, atrás de todos os pedacinhos de dentes. Não tenho idéia de como ele conseguiu aquilo.

Bem, viemos para o consultório depois, era uma quinta ou sexta-feira, não me lembro. Fiquei quatro horas com a moça na cadeira. Fui colando cada pecinha e, quando faltava alguma, eu refazia com resina. Montei um quebra-cabeça com o sorriso dela. Naquele dia eu estava com a mão certa, tão certa que eu mesmo não acreditei que tinha conseguido. Ficou perfeito! Sem nenhuma emenda. Nenhum tratamento de canal, nada de jaquetas. Olhando, ninguém nunca irá dizer que aqueles dentes foram reconstituídos — muito menos desse jeito! E ela, imagino, sorri ainda mais por isso.

A história da moça-que-recuperou-o-sorriso é uma entre tantos casos difíceis e muito difíceis que já atendi. Tenho quarenta anos de odontologia. Uma lista de uns três mil clientes, muitos deles *vips* — do ex-presidente da República Fernando Henrique Cardoso ao ex-governador de São Paulo José Maria Marin, ao ex-vice prefeito de São Paulo Régis de Oliveira, até banqueiros, grandes empresários, *socialites*, modelos, milionários. Uma clínica completa, junto com os meus filhos, que se especializaram em diferentes áreas da odontologia e são excelentes no que fazem. Trabalho também ao lado da minha nora, do meu genro e do meu pai que, aos 89 anos, adora a profissão a ponto de não conseguir parar — ele, no mínimo, tem de aparecer no consultório. Como o meu pai, amo a minha profissão, acho linda, maravilhosa. Curiosamente, é uma profissão que, quanto mais se aprimora, mais se aproxima, de certa forma, da extinção. Ou, pelo menos, de uma radical transformação.

Daqui a pouco, felizmente, ninguém mais vai ter cárie — como já acontece, por exemplo, nos países nórdicos. A cárie na Suécia, graças a um plano muito bem elaborado de prevenção, já foi erradicada. E aqui também será, como já foram erradicadas tantas doenças que atormentaram a vida da gente, não? Em mais alguns anos, a tendência, feliz, é que as crianças brasileiras não tenham cárie nenhuma. Se algum pessimista duvida disso, basta olhar ao redor e observar como hoje quase todo mundo tem acesso a técnicas e tratamentos que até bem pouco tempo atrás só cabiam em bocas de gente mais bem-sucedida. Um bom exemplo dessas facilidades é o aparelho ortodôntico. Você sai para comprar um sorvete, o sorveteiro ostenta, orgulhoso, o sorriso metálico. Passa na padaria para tomar um café, a garota do balcão está de aparelho. Pode nem ter todos os dentes, mas o aparelho está ali. Possível para todos, já que quase ninguém paga por ele, o custo é apenas da manutenção. Há 30 anos, só os ricos usavam. Logo, logo, ninguém mais chegará à idade adulta com os dentes tortos.

É essa a tendência em que apostamos para o futuro: que os adultos, conscientes e cúmplices da boa saúde, aprendam a se cuidar e que os tratamentos sejam cada vez mais acessíveis. Que as pessoas aprendam a escovar corretamente os dentes e assim possam diminuir os problemas de gengiva e as retrações ósseas, os grandes dramas das bocas adultas.

Caberá sempre aos dentistas o papel importantíssimo no ensino da prevenção e da manutenção da saúde bucal de todos. Áreas como a odontopediatria — fundamental na prevenção da qualidade de vida bucal —, periodontia e odontologia cosmética devem crescer mais, além da ortodontia, já que sempre vão nascer pessoas com dentes tortos. Enquanto aquelas mais conhecidas dos leigos, como o tratamento das cáries e dos canais, devem diminuir um bocado, e no futuro tendem a desaparecer, assim como a prótese e o implante. Tem odontologia para mais uns cem anos, claro, mas acho que no futuro a profissão se tornará um campo da medicina, como já foi.

Bem, histórias como a da volta do sorriso da moça acidentada vez por outra irão surgir... e outras tantas inusitadas também. A odontologia é, sim, uma profissão encantadora, ainda que careça de maior atenção por parte das autoridades em educação. Há um grande número de faculdades, uma quantidade excessiva de formandos para a demanda do mercado — infelizmente, o mercado de trabalho não consegue absorver essa gente toda. Deveria haver uma política qualquer para distribuir melhor a odontologia, ainda seletiva para a população. O bom dentista — agora mais do que nunca, no futuro mais ainda — tem de estudar muito e sempre. E, claro, ser apaixonado pela profissão. Razões não faltam: o dentista aprende quase tanto sobre saúde quanto em medicina, é bem-visto pela comunidade e ainda ajuda os outros.

"Todas as noites, antes de dormir, passo um bom perfume e visto uma camisola linda porque gosto do que vejo no espelho, adoro o meu sorriso", disse-me uma senhora que tinha mais de 70 anos, para quem fiz um trabalho de prótese. Aí está o meu estímulo: a valorização da auto-estima das pessoas. Sempre, em qualquer situação, em qualquer idade, fico muito feliz quando uma prótese ou uma bela coroa iluminam a boca de alguém. É tão gratificante quando vejo que consigo dar ao meu paciente um sorriso lindo, que valoriza a sua expressão, levanta o seu astral, melhora a sua qualidade de vida.

Já há muitos anos venho atendendo casos complexos. De um modo geral, cada vez os trabalhos muito difíceis me perseguem mais. Vários dos meus pacientes já passaram por tantos outros dentistas e acabam no meu consultório, recomendados por clientes, amigos e colegas, quase como se eu fosse "a última esperança". Se eu posso fazer algo por eles, então vale qualquer sacrifício. Sinto uma satisfação imensa. Devo tudo à odontologia.

Eu me tornei alguém na minha profissão. Evoluí até espiritualmente. Passei a sentir mais as pessoas, a entender o que elas desejam, do que elas precisam, a perceber o quanto posso ajudar. Então me dedico totalmente. A maioria dos dentistas do meu nível, que ganham ou cobram o que eu cobro, atende dois pacientes ao mesmo tempo, é perfeitamente normal. Eu, não. Cada pessoa para mim é única. Quando estou com um paciente, é a hora em que eu me dou. É a hora em que recebo mais. Em que eu faço a minha parte.

É a hora da verdade.

{ **PARTE 1**
MEMÓRIAS

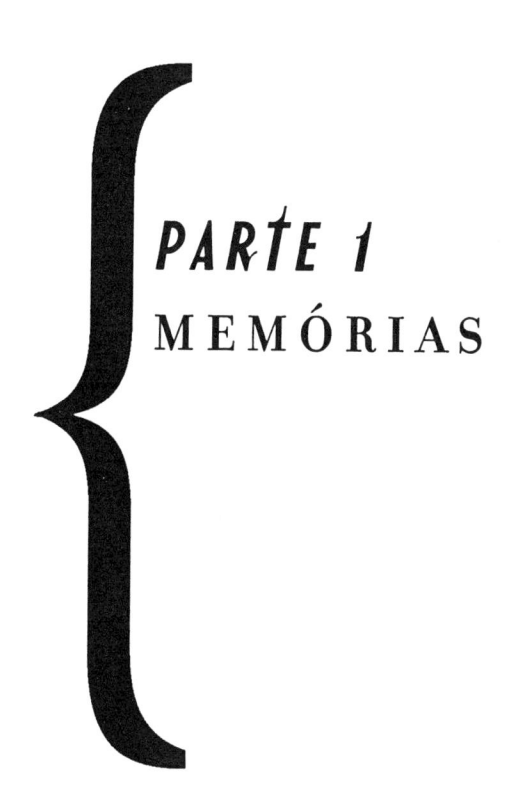

FILHO DE PEIXE

O maçarico derretendo o material, aquilo se moldando, a peça indo para a centrífuga, depois brilhando. A criação de uma dentadura me fascinou desde a primeira vez que eu vi. Era linda a uniformização dos dentes, uma escultura perfeita, todas as peças branquinhas. E, na semana seguinte, fiquei mais encantado ainda quando aquela beleza foi colocada na boca do meu tio Norman, marido da irmã da minha mãe. Meu pai, o primeiro Gualberto, o primeiro dentista da família, estava fazendo uma dentadura para meu tio. Eu devia ter uns dez anos quando o vi provando os dentes no tio no laboratório que havia em casa. Ali fui fisgado, como um filho que vê o pai tocar violino, acha lindo e quer tocar tão bem quanto ele.

Eu queria ser dentista como o meu pai.

Não foram livros, histórias alheias ou admiração por algum guru que me levaram a escolher minha profissão. Foi a pura e simples visão de como se faziam os dentes. A odontologia de então era muito diferente da atual, claro. Papai trabalhava como técnico do laboratório da USP (Universidade de São Paulo). Também trabalhava no laboratório da casa em que morávamos, numa vila na rua Brigadeiro Tobias. Usava-se, na época, uma tal de moldina na hora de fazer as próteses. A moldina era uma massa em que se fazia uma fundição. Uma coroa, por exemplo, era feita em cera e colocada num tubo de metal. Daí ia ao fogo, a cera escorria e lá dentro ficava direitinho a coroa esculpida, com aquela forma. Então colocava-se o ouro ali, que ia sendo derretido com o maçarico. Com a moldina, o metal derretido ia entrando no buraco. Havia um outro instrumento, acho que se chamava giramum, semelhante a uma lanterna daquelas de moleques do interior ou do Nordeste. Aquilo girava na vertical e, com o movimento, o ouro derretido ia entrando na cavidade.

Tudo era muito, muito, muito simples. No laboratório, na tecnologia e no nosso cotidiano. Naquela época eu não reparava nisso, mas a vida não era exatamente fácil. Estávamos saindo dos anos 40, o mundo andava confuso no pós-guerra, muita poeira. Ainda da fase da guerra, lembro-me de blecautes nas ruas, a escuridão que dava um certo ar de mistério ao bairro e agitava os moradores. Lembro-me ainda da fila imensa para comprar pão, efeito do racionamento, como se a guerra acontecesse ali na frente de casa. Da porta para dentro, o meu pai rebolava para se equilibrar. Dividia-se entre um emprego de salário minguadíssimo na USP, as aulas e o laboratório. Morávamos numa casinha de dois quartos numa vila, nem sombra de dinheiro. Papai estava começando na carreira de dentista. Ainda assim, deu um jeito de me matricular num ótimo colégio particular, o Porto Seguro. Entrei lá quando fiz cinco anos.

Nasci em 20 de maio de 1939 e, de acordo com relatos derretidos da minha mãe, fui um bebezinho adorável. De pequeno, só me lembro de ter freqüentado um parque infantil estadual, na Barra Funda, entre os três e os cinco anos, período em que moramos na rua Barão do Bananal, em Perdizes, e depois na rua Augusta, numa pensãozinha. No parquinho me deram um apelido engraçado, que não tinha nada a ver comigo. Era "marinheiro", porque eu tinha passado umas férias no Rio de Janeiro e voltei — não sei se muito elegante — com um chapeuzinho de marinheiro. Foi nesse parquinho, aliás, que aprendi a nadar. Nessa fase, sei que não era nada tímido. Era bem elétrico, alegre, indócil, pulava muito.

Já as minhas lembranças do Colégio Porto Seguro não são tão, assim, engraçadinhas. Só havia alemães lá, uns professores nazistas. A gente apanhava de verdade. Quem estava na fila e conversasse com o cara do lado podia tomar um tapa na cabeça. Qualquer um apanhava, nisso o ensino era democrático. Um dia, na aula de matemática, nem sei por quê, o professor me pegou pela bochecha e pou!

Eu odiava aquela disciplina germânica. Também não podia ser chamado de aluno brilhante: não gostava de estudar, era ruim no português e só me interessava por matemática. Não sei se para garantir a minha sobrevivência ou porque eu era de fato esperto, aprendi a entender tudo em alemão. E esqueci tudo assim que saí de lá, aos 12 anos. Até então, minha rotina se resumia a ir à escola de manhã, porque o Porto Seguro só funcionava até o meio-dia. Quando a gente fazia algum esporte mais sério, usava o Clube Pinheiros à tarde, algumas vezes.

Minha vida acabaria melhorando depois que mudei de escola. Aos 12 anos, saí do linha-dura e protestante Porto Seguro e passei a estudar no também rígido e muito católico Liceu Coração de Jesus. Era um colégio dos padres salesianos que ficava na alameda Nothmann, nos Campos Elíseos. Na verdade, a maioria dos professores do Porto Seguro dava aulas lá e eu até repeti a segunda série do ginásio. Já na terceira série, percebendo a necessidade de aprimorar o meu desempenho (e havia outro jeito?), comecei a participar de um grupo de estudos e passei a corrigir "os erros do meu português ruim", como diria o Roberto Carlos. Aí castigava nas letras. Deitava cultura. Li José de Alencar (*Senhora*, *Iracema*, *O tronco do ipê*), Bernardo Guimarães (aquele de *A escrava Isaura*) e o meu predileto, Jorge Amado, com aquelas descrições de mulheres, um clima erótico que me deixava doido. Adorava *Dona Flor* e, mais tarde, *Gabriela*. Por outro lado, a religiosidade dos padres era tão chata quanto a rigidez dos alemães. No Liceu éramos obrigados a assistir às missas todos os dias, às seis e meia da manhã. Devo confessar que fiquei cheio de rezar.

A escola e as rezas não foram as únicas mudanças na minha vida — ali seria dada a partida para várias histórias da minha biografia, sem que eu pudesse imaginar. No Liceu eu conheceria o

Adelino. Vi o Ferdinando, professor de história, dando uns empurrões num menino, que saiu a jato da classe. Era o Adelino Francisco Lourenço, 12 anos. Ele seria o meu melhor amigo durante 40 anos, colega de escola, de faculdade, morador da mesma república, freqüentador das mesmas festas, meu sócio no consultório e, muito tempo depois, um desafeto. Vou contar mais sobre o Adelino um pouco adiante.

Com a transferência para o Liceu, eu logo mudaria de endereço. Fomos morar na avenida Tiradentes 1.008, num apartamento. Meu dia-a-dia já era, de certa forma, cronometrado: normalmente, na volta da escola, tinha permissão para tirar um cochilo depois do almoço, desde que não passasse das duas da tarde. Das duas às quatro, estudar e fazer as tarefas. Das quatro em diante — e só depois desse horário — estava livre para brincar na rua. Muitos dos meus amigos dessa época continuam comigo até hoje. Quase todos eles são meus pacientes: Arildo Toledo Viana, hoje gastroenterologista dos bons; Durval Guerra e Walter Paes. O sobrinho caçula do Walter, Orlando, que naquele tempo eu via de fraldinhas, transformou-se num escritor de best seller — é o Orlando Paes Filho, autor de *Angus: o primeiro guerreiro*, o livro da moda, *top* na lista de mais vendidos de 2003.

Essa era a turma da "rua" — a rua Frei Antônio de Santana Galvão, travessa da Tiradentes, onde a gente jogava bola, brincava de bolinha de gude, empinava papagaio. Já os meus fins de semana costumavam ser no Mandaqui, na casa do irmão do meu pai, que morava lá. Todo sábado íamos a essa espécie de chácara. A gente jogava futebol, brincava no mato com uma machadinha que eu tinha, saía para passear com os cachorros...

Dinheiro não havia muito. Éramos uns duros, mas, na minha modesta opinião de garoto, vivíamos bem demais. Um bom tempo depois é que fui notar o quanto a gente era pobre em relação às outras pessoas que eu conhecia. Só não estava tão mal quanto um amigo meu, o Eduardo Cegonha, que descobriu que era um duro no dia em que o convidaram para uma festa de gala. Sem *smoking*, vestiu um terno escuro. Na falta de sapatos pretos, calçou as galochas do pai. Minha situação era melhor do que isso.

A grande mudança social aconteceu quando eu passei a freqüentar clubes. Nunca mais parei de fazer esportes. Comecei no Esperia, com 11 anos, e depois fui sócio também do Tietê. Foi justamente para podermos ir a pé até os clubes que o meu pai quis morar na Tiradentes. Aos 14, 15 anos, eu jogava basquete no Esperia e vôlei no Tietê. Depois, pólo aquático ali e, mais adiante, no Paulistano — um esporte no qual conquistei muitos títulos importantes —, outra história que ainda contarei melhor.

Como bom filho único, grudei na minha mãe. Conversávamos sobre tudo, ouvíamos rádio, comentávamos as notícias. Era um relacionamento de filho único com mãe que tinha ânsia de viver por mim. Ela se preocupava comigo, coisa de que toda mãe gosta, e me elogiava muito, tentava tirar qualquer grilo que eu pudesse ter. Uma mulher simples, sem muito estudo, que sabia lidar com todo mundo. Portuguesa, nascida em Trás-os-Montes, apresentava-se como Olga, mas seu nome verdadeiro era Maria Inácia. Ela odiava ser Maria Inácia. Olga era o nome da moça mais bonita do seu pedaço lá em Portugal, e mamãe, esperta, se autohomenageou. Impressionante como ela era esperta. Por ela, eu teria sido engenheiro. "Quero você construindo pontes", costumava me dizer. Bem, isso eu fiz, só que nas bocas dos outros.

Ela me contava o que havia de bacana ao redor. Um dia passávamos em frente à Galeria Prestes Maia, no centro da cidade, e vimos uma garagem imensa, repleta de carrões da moda. Mamãe apontou a entrada e, como um guia turístico, falou: "Aqui é o escritório do homem mais rico da cidade." Era o prédio do conde Matarazzo. Minha mãe não sobreviveu para ver, mas anos depois eu atenderia boa parte da família Matarazzo na minha clínica.

Ao nosso modo, o cotidiano tinha o seu charme. Nós colocávamos na vitrola uns LPs do Glenn Miller, do Benny Goodman, das *big band* de então. Começava uma certa euforia no ar do pósguerra — e logo depois viriam os anos dourados, a era JK, as garotas de saia rodada. Um Brasil mais moderno e aquecido para o futuro. Dessa época, grudou na minha memória uma das festas que mais me impressionaram na vida: o IV Centenário, em 1954, data de inauguração do Parque Ibirapuera. Eu devia estar no quarto ano do ginásio, a oitava série de hoje, e me lembro de tudo: o pavilhão de exposições, o Planetário, a chuva de prata que caía. A cidade inteira se enfeitou para o IV Centenário: havia umas folhas de lata, umas placas, que as pessoas pregavam na porta das casas para indicar que participavam das comemorações. Eu preguei na minha. Imagino que talvez ainda existam algumas dessas placas nas portas de casas antigas por aí...

Tenho outras lembranças menos festivas desses tempos. Tomei minha primeira — e única — surra aos 14 anos. Papai — que podia nunca ter dinheiro na mão, mas sempre surpreendia — havia comprado um carrão lindo, um Buick de duas cores: creme e verde-claro. Antes de sair para trabalhar, entregou-me as chaves e avisou: "O mecânico vem buscar o carro, dê isso a ele e não mexa em nada." Fiquei duas horas olhando o carro na porta de casa. E saí para dar uma volta com ele, já sabia dirigir desde os 12 anos. Quando o mecânico chegou, cadê o carro? Meu pai, assim que soube, voltou correndo para casa, arrancou o cinto e mandou ver. Aprendi, então, que era preciso pedir permissão antes. Aprendi também a pegar o carro só depois que ele estivesse dormindo um sono profundo. A outra repreensão paterna, na mesma época, foi bem pior: eu tinha um par de sapatos que adorava, eram de camurça, comprados na então finíssima loja Clark. Papai disse que aqueles eram os sapatos "de sair", portanto só poderia calçá-los nos fins de semana. Um dia ele me flagrou de manhãzinha, pronto para ir à escola, com os sapatos nos pés. Fui obrigado a tirá-los, e aí — olha a crueldade — ele cortou meus sapatos amados com um canivete.

Mesmo sendo filho único, até que a vigilância era leve comigo. Uma vez cheguei em casa de um *réveillon* à 1h30 da manhã e, no clássico interrogatório familiar, surgiu a pergunta inevitável: "Onde você estava?" Respondi a verdade: tinha ido correr na São Silvestre. Naquele tempo não havia ritual para participar da São Silvestre: bastava chegar, pagar a taxa e correr. A turma toda — éramos uma rodinha de moleques, 16 anos no máximo — decidiu participar. Claro, ninguém agüentou até o fim da corrida. Meus pais acharam graça. A vida era mais leve, risonha e franca. Dali a pouco viria o vestibular, as cobranças podiam esperar. Além disso, eu era um dos poucos que tinham certeza do que queriam fazer.

Além de mim, só o Adelino e o Aldo Pancera, no início do 3º colegial, falavam nessa história de ser dentista. Curioso é que existia um mito de que dentista era sempre algum sujeito bem de vida. Resultado: no fim do ano, mais uns cinco garotos da classe cravaram odontologia no vestibular. Um deles era o Colleoni. Três décadas depois, seu filho, também dentista, acabaria tendo o nome ligado a Suzana Marcolino, namorada do PC Farias, o homem que cuidava das finanças do governo Collor. O casal morreu num crime ainda sem solução, e o pobre do filho do Colleoni foi obrigado a dar entrevistas contando quem era Suzana, que ele mal conhecia.

Só para confirmar minha opção, às vezes eu dava uma espiada no consultório do papai, na avenida Rio Branco com a avenida Ipiranga, centro de São Paulo. Gostava de saber das novidades. Papai comprava tudo, seu consultório parecia uma árvore de Natal. Quando eu tinha uns 15, 16 anos, surgiu no Brasil o motor de alta rotação, o Air Rota, a maior revolução da época no tratamento das cáries. Meu pai comprou um, mas não sabia usar. Aquilo doía e não havia o hábito da anestesia. Era tudo a seco. Os pacientes reclamavam demais, papai não tinha a menor idéia de que era preciso refrigerar o motor durante o uso, então dá para imaginar a tortura em que se transformava o tratamento. Em poucos minutos o aparelho esquentava e começavam a ferver os dentes dos pacientes, era uma dor absurda, um inferno. Parecia piada de dentista sádico. O que aconteceu? Papai, desinformado, acabou vendendo o aparelho, depois de uns dois ou três meses, para o dentista Guy Puglisi. Logo se arrependeria.

Pois foi nesse mesmo consultório pequenininho e repleto de aparelhos, na Rio Branco com a Ipiranga, que eu estreei na carreira assim que me formei na Unicamp de Piracicaba, em 1963. Aquela visão da moldagem dos dentes do tio Norman rendeu uma vocação eterna — até hoje, o que faço melhor são as próteses e as incrustações em ouro. Sempre tive a mão incrível para preparar os dentes, é meu maior dom.

OS ANOS DOURADOS

Não sei se é verdade que o Brasil foi mais feliz na era Juscelino Kubitschek (1956/1960), como querem alguns. Mas que aqueles anos para mim foram para lá de dourados, disso eu tenho certeza. Em 1958, o ano em que a taça da Copa na Suécia foi nossa, em que João Gilberto começou a cantarolar a bossa nova, em que se esperava com ansiedade pela moderna Brasília de Niemeyer, eu já tinha atingido a maioridade e o melhor dela: a carteira de motorista. À noite saía para paquerar, em cima da pinta, no novíssimo Volks 58 do meu pai. Durante o dia nadava, jogava pólo aquático, vivia de brisa. Ou me enfiava no cinema.

Ah, eu adorava cinema. Nas férias, então, via dois filmes por dia. Desde pequeno, tempos dos filmes de Tarzã. Meus prediletos até hoje são os clássicos da fase áurea de Hollywood: musicais como aquele acrobático, *Sete noivas para sete irmãos*, ou *Escola de sereias*, com a Esther Williams (via todos os filmes dela), os filmes com o Tony Curtis, sempre. Como não adorar *Quanto mais quente melhor?* Ou a beleza da Elizabeth Taylor em *Gata em teto de zinco quente?* Gostava também daqueles dramas bíblicos, lembro muito bem do *Quo Vadis?*, com a Deborah Kerr. Eu não perdia nenhuma fita boa.

Sim, era uma vida mansa. A vida de um *boyzinho* do Clube Paulistano, para onde fui graças ao supertime de pólo aquático em que eu jogava como goleiro, no Clube de Regatas Tietê. O time todo mudou-se para o novo clube, no final da ainda não famosa rua Augusta. Mais uma vez, a troca de endereço não seria apenas uma variação geográfica. Ficava para trás uma rotina simples de garoto de bairro. Aparecia um estilo de vida com muito mais *glamour*. Lá no Paulistano, *playground* da rapaziada grã-fina, do dinheiro tradicional e do dinheiro novo do pós-guerra, eu conheci boa parte dos meus melhores amigos, muitos deles meus mais queridos clientes até hoje. O time: Adolfo Dias, Remo Davini, Pedro Pincirolli, Fernando Sandoval, Átila Sarkosi, Fernando Nabuco, Evaldo Andrade, Henrique Fillelini, Farid Zablit. O diretor de esportes do clube: Mário Amato. Ali eu formaria uma boa clientela. Dali também embarcaria, junto com o time, para minhas primeiras viagens internacionais: Buenos Aires e depois Caracas e Curaçao.

Tem mais: com o nosso time ninguém podia. Ganhamos oito vezes o Campeonato Paulista de Pólo, fomos bicampeões brasileiros. Uma vez saímos, atléticos, sorridentes, na primeira página do jornal *Gazeta Esportiva*, como time favorito ao tricampeonato brasileiro. Eu, o goleiro, com o número 1 na touca. Mais adiante, já dentista formado, eu seria convocado para as Olimpíadas de Tóquio, em 64. Não aceitei, e até hoje não sei se fiz bem ou não.

Diversão, para mim, significava jogar, aprontar com a rapaziada e namorar, sempre. De preferência, dançando de rosto colado com as meninas numa casa da avenida República do Líbano, nos bailinhos de sábado à noite. Durante a semana eu namorava as garotas do Colégio Santa Inês, nas tarde de sábado ia visitar a "namorada" oficial, a Regina. Ela era minha vizinha, bonitinha, menina de tudo: 13, 14 anos. Gamei. Eu, com 18, não podia querer coisa mais confortável. Nós nos víamos uma vez por semana com hora marcada: sempre aos sábados, das 16h às 20h. Namoro da época: chegava na casa dela, ela vinha até a porta, a gente dava umas duas voltas no quarteirão, rolavam uns beijos, uns amassos, nada além disso. Só aparecia no sábado seguinte. À noite, estava livre para dançar.

Muito beijo, muito amasso, sem grandes ousadias. Namorar era assim. Transar, nem pensar. As moças queriam casar virgens para não serem chamadas de perdidas. Quando a gente sabia de alguma mais alegrinha que encarava uma noite erótica, era uma verdadeira peregrinação atrás da dita-cuja. Ouvi falar de uma dessas liberadas que, diziam, morava na Aclimação. Fui atrás dela umas dez vezes e nunca encontrei. Bem, era isso ou então sair com prostitutas. No Rio, para onde eu escapulia em férias, as moças estavam muito adiante nas preocupações femininas. Topavam, sem titubear, umas idéias mais marotas. Deve ser por isso que os cariocas ostentam aquele ar delicioso de pecado totalmente descomplicado.

Só pensava naquilo e no pólo até se aproximar a hora de entrar na faculdade. Como sempre joguei para ganhar, no vestibular não seria diferente. Não passei de cara na USP, resolvi tentar no ano seguinte fazendo cursinho. Aí estudei até morrer. As provas eram dificílimas, dissertativas. E eu só queria a USP, mas não passei em química. Provas dissertativa e oral, estava crente que passaria. O sal foi o tema da prova oral, fiquei confiante, sabia tudo sobre sal. Mas algo não deu certo. Tirei nota 6, precisava de 6,5. O Adelino, que havia tentado a Unicamp de Piracicaba e passado no fim do terceiro colegial, decidiu trancar a matrícula para tentar a USP mais uma vez. Fizemos cursinho juntos durante um ano. E no fim fomos parar mesmo na Unicamp de Piracicaba.

Ali acabou a moleza. A faculdade era muito mais exigente do que eu poderia supor. O primeiro ano foi muito difícil, nos seis primeiros meses tinha mais matéria do que no vestibular. Logo que entrei, cansado, resolvi relaxar por um mês. Dei uma brecada, queria dar uma aproveitadinha, depois tive de correr atrás. Estava mal em citologia. E ali eram poucos os que repetiam e muitos os que queriam aprender. Eu, que não sei perder, decidi ser o melhor, estudava feito um louco. Varava as noites debruçado sobre os livros e no dia seguinte, fazendo tipo, dizia aos colegas que não tinha estudado nada.

Nos anos seguintes inventei um método que facilitou as coisas. Talvez eu estudasse muito mais do que no primeiro ano, mas acabei criando certo ritmo. Tinha aulas o dia inteiro, a faculdade abusava da gente. As aulas práticas — até hoje é assim — eram feitas em dupla. Um fazia o dentista, o outro, o assistente. Depois trocávamos de lugar. Os professores decidiam como seriam as duplas, em geral equilibradas no desempenho. Um aluno mais fraco com outro mais aplicado, tanto que nunca fiz dupla com Adelino. Nós dois éramos dedicadíssimos. Na minha *top list* de matérias prediletas figuravam a prótese, claro, e a periodontia. Logo escolheria meus gurus: os americanos Irving Clickman, na periodontia, e Peter Thomas, na prótese. Devorava qualquer livro deles. Só muitos anos depois é que eu iria conhecê-los pessoalmente.

Torcia o nariz para endodontia — tratamentos de canal jamais gostei de fazer — e, de vez em quando, para algumas técnicas terríveis de aprender. Como a restauração de silicato. No dia dessa aula, no terceiro ano, o professor anunciou: "Hoje eu vou ensinar o pior material que existe em odontologia." Ele não mentiu. O silicato era um material que se usava nas restaurações anteriores. Fazia-se no dente uma cavidade estroboscópica, uma espécie de quadrado ou retângulo com todas as paredes paralelas entre si, e depois era preciso forrar essas paredes com hidróxido de cálcio ou oxifosfato de zinco. Uma cavidade dificílima de fazer, assustadora. O pior é que tive de trabalhar com isso por muitos anos.

Em Piracicaba estudávamos e trabalhávamos tanto quanto quem estuda medicina hoje, quando o camarada tem aula, atende na clínica, fica 36 horas acordado. Nosso horário era coisa de médico residente: as aulas, em período integral, iam das 8h às 12h, havia um intervalo para almoço, e depois das 14h às 18h. Duas ou três vezes por semana fazíamos clínica noturna, das 19h30 às 23h, e nas outras noites, laboratório, laboratório voluntário (esse era para tirar dúvidas — se você estivesse mal em anatomia, por exemplo, ficava lá mergulhado em estudos de anatomia). Aos sábados, atendíamos na clínica até o meio-dia.

Todo o pessoal que trabalhava nas fazendas das redondezas vinha tratar dos dentes aos sábados. Chegavam de carro, de ônibus, de caminhão — dezenas, talvez uma centena de pessoas. Fazíamos cirurgia nessa turma, era o grande carro-chefe do atendimento da faculdade. Tinha fila para entrar. Os moradores da cidade eram atendidos por nós durante a semana, à noite, com casos de endodontia, periodontia, mais comuns nos adultos. Tratávamos as crianças e os jovens na clínica diurna, usada para odontopediatria e ortodontia. Para aprender era ótimo, porque ali aparecia de tudo.

Engraçado, no começo eu achava que fora falha minha não ter entrado na USP. Só que a Unicamp acabou sendo excelente: quando me formei, em 1963, eu sabia tudo, tudo. Saí de lá pronto para a vida. Nem meu pai acreditava. Nunca fiz estágio, não se fazia na época. Hoje, infelizmente, não é mais assim em nenhuma faculdade. Os alunos de agora precisam se especializar em cursos de pós-graduação, estagiar com os melhores da sua área, e ainda assim sofrem para se atualizar.

Aos sábados, depois da aula, eu vinha para São Paulo cumprir meu outro horário sagrado: o namoro vespertino com a Regina. Como se vê, continuava confortável. Dava um beijinho de despedida nela às oito da noite, mal voltava para casa e já ficava pensando onde seria a festa da noite. A turma se encontrava na porta do Mappin, na frente do Teatro Municipal — o centrão era o fino na época — ou então na porta do Cine Marabá. O *footing*, a paquera, aquele eterno (e terno) esporte de olhar e ser olhado, acontecia ali, no quarteirão da rua Barão de Itapetininga.

Já as festas em Piracicaba não me entusiasmavam tanto. Ia a poucas, tomava umas biritas e só. Não me acostumava com as meninas de lá. Estava ambientado com as garotas do Clube Paulistano, mais modernas e antenadas. Bom, eu tive um rápido *affair* com uma menina de São Paulo que estudava lá. E, às vezes, rolavam umas farras com as garotas de programa da cidade. Desde muito cedo já tinha aprendido que não se desperdiça uma moça jamais. Apareciam muitas mulheres na "Longe da Mamãe", o singelo nome do meu lar em Piracicaba, uma república. Éramos oito sujeitos. O Adelino morava comigo também.

Um dia, tinha tanta mulher lá dentro que o "seu" Corazza, um vizinho da casa da frente que morava com a esposa e as filhas e vivia dizendo que ia atirar na gente, ficou de tocaia. Ele de arma em punho e nós, lá dentro, com pavor dos possíveis tiros, andando abaixados junto das janelas. O Corazza odiava a gente, fazíamos zona demais. Naquele dia o velho não arredava o pé. As horas foram passando, ele continuava ali, as moças precisavam ir embora, nós também teríamos de sair em alguma hora. Ao meio-dia nós chamamos um táxi para as garotas. Elas começaram a sair — não me lembro quantas, era mulher para todo lado — e o Corazza foi ficando nervoso. Quando finalmente eu botei os pés fora da casa, ele berrou: "Ainda bem, pensei que nunca mais sairia homem daí de dentro!"

Com a vizinhança de olho comprido na gente, a "Longe da Mamãe" ficou pouco mais de um ano nessa primeira casa. Mudamos para outra, onde moramos até o término da faculdade — mais uns três anos e meio. Sempre oito marmanjos. Alguns se revezavam. Chegou a ter gente que dormia no corredor, sem janela, um terror. Éramos muito amigos, fazíamos tudo juntos. Mentíamos juntos. E, juntos, adorávamos esportes.

Todas as terças e quintas, o Adelino, o Tito e eu, entre outros, nadávamos na piscina do Colégio Piracicabano, na rua da faculdade. Algumas vezes dava até para treinar pólo — os jogos eram no clube de campo da cidade. Eu logo dominei a cena, mesmo sendo "calouro", porque vinha da seleção juvenil paulista. Além de goleiro, jogava na linha e defendia. Os outros craques do time vinham do terceiro ano: o Orestes Benatti e o Nivaldo Gonçalves, grandes nadadores. Nos jogos universitários, como a semana AgroOdonto (nós contra os alunos da Escola Superior de Agricultura Luíz de Queiróz), a gente nem precisava treinar. Todo mundo sabia jogar bem. Vez por outra eu era chamado a São Paulo para jogar no Paulistano, o clube me dava a passagem, mas eu nunca ia. Ainda fui titular dos times de basquete e vôlei da faculdade. O basquete em Piracicaba, naquela época, era forte como é o de Franca hoje. O pivô do nosso time era o Nascimento, ídolo das quadras.

Enquanto nos esportes, desde os tempos de ginásio, sempre tive participação, ajudando no centro acadêmico — cheguei a ser diretor do C.A. no Liceu Coração de Jesus —, organizando campeonatos e outras coisas, politicamente eu não me empolgava tanto. Nessa época, a UNE (União Nacional dos Estudantes), no Rio, já pressentindo o andar da carruagem da história que daria no golpe de 64, tentava sacudir os estudantes para que protestassem. Pedia que os alunos entrassem em greve. A gente fazia o possível para não entrar. Ninguém queria greve na faculdade, ninguém queria saber da UNE, todo mundo preferia assistir às aulas, porque a cada aula você tinha uma nota. Eram oito clínicas por mês, para obter média 7. Se você faltasse a uma, tinha de dividir a nota 7 por 8 — o que já dificultava um bocado. Além do mais, quase todos os alunos vinham de São Paulo, estavam cheios de morar em pensão, queriam acabar o curso logo e ir embora para casa.

O primeiro a ir embora fui eu. No dia 28 de novembro de 1963, menos de uma semana depois do zunzunzum mundial por causa do surpreendente assassinato de John Kennedy nos Estados Unidos, dei adeus à faculdade. Muitos ficaram até o dia 15 de dezembro para prestar o exame e melhorar as notas. O Adelino, que andava namorando uma piracicabana, foi um dos que ficaram um pouco mais por lá, e melhorou sua nota a ponto de se formar como o melhor da turma. Se eu tivesse ficado, provavelmente teríamos uma disputa pelo primeiro lugar nesse pódio.

Acontece que dois dias depois eu já estava trabalhando no consultório do meu pai, na avenida Rio Branco. Enquanto isso, lá no *campus*, o nosso paraninfo, Zeferino Vaz, patrono da Unicamp, ofereceu à turma de formandos um ônibus para que todos fizessem uma viagem pelo Sul do país, no início de janeiro ou fevereiro. Eu não fui porque já dava duro no consultório. Mal caí no trabalho, desliguei-me da faculdade. Também não pensava em seguir carreira acadêmica. Talvez, se tivesse mais tempo ou se fosse convidado pela faculdade, eu fizesse uma pós-graduação. Esperava receber um convite para a pós na área de prótese ou de periodontia. Não recebi. Em Piracicaba, com tantos nativos (como chamávamos os moradores da cidade) estudando, praticamente não sobrava lugar no meio acadêmico para os que vinham de fora. Como o mercado local não comportava tantos dentistas, muitos acabavam sendo reabsorvidos pela faculdade e viravam professores.

Nunca fiz pós nem voltei para o mundo acadêmico. Trabalhar era tudo que eu queria. Não parei um minuto. Férias, mesmo, só viriam uns cinco anos depois, quando eu já estava batendo pino de tão esgotado. Infelizmente, devo admitir que esse primeiro relax na vida profissional não teve o *glamour* esperado: uma semana na Praia Grande.

MAMÃE, AINDA VOU CHEGAR LÁ...

"Se eu ganhasse metade do que o meu pai ganha, já estaria muito bem de vida", anunciei um dia para minha mãe. Palavra dita, palavra empenhada. Mergulhei no trabalho. Sonhava com uma carreira bem-sucedida. Pensava sempre no meu pai, típico caso de quem ganhava muito dinheiro, mas torrava a verba. Usava terno de tropical inglês, o fino da moda de então, só comprava carros bacanas. Não guardava nada, não ligava para isso. Eu, não. Queria uma vida boa, sim, queria ser o melhor, mas também ter segurança. E senti-me ainda com mais obrigação de dar certo quando minha mãe ficou doente, com câncer. Era uma questão de honra mostrar o meu progresso para ela.

Claro que eu precisava começar aos poucos. Ou seja, começar no consultório do meu pai, "o esbanjador". Como só havia espaço e equipamento para um de cada vez, eu usava sua sala enquanto ele se ocupava em montar os consultórios dentários da Ultragaz, para tratamento dos funcionários da companhia de gás. Papai havia deixado a USP em 1956 para cuidar do serviço odontológico da Ultragaz, com consultórios no Rio de Janeiro, em Porto Alegre, em vários lugares. Ele supervisionava tudo da sede aqui em São Paulo, e só conseguia aparecer no nosso consultório três vezes por semana, depois das quatro da tarde. Então eu ocupava os horários restantes. As terças e quintas, das 13h às 20h, eram minhas. Não ia até mais tarde porque o porteiro do prédio, sujeito não muito fã do batente, fechava as portas e desligava o elevador às oito da noite. Às segundas, quartas e sextas, eu atendia os pacientes de manhã e durante um pedacinho da tarde, até o meu pai chegar. Aos sábados, lá ia eu ralar o dia inteiro.

Parece papo de calouro metido, mas é a pura verdade: saí da faculdade sabendo tudo. Meu pai se surpreendia comigo a cada dia, embora tenha sido com ele que aprendi os macetes, o que não se ensina em escola nenhuma. Papai me deu um conselho valiosíssimo: sempre fazer o melhor, usar o melhor material, que é o ouro, e trabalhar com os melhores laboratórios, como o Sato. Nós lidávamos com o pessoal de vanguarda, mandávamos clientes para os periodontistas de ponta, como o Reginaldo Frazatto e o Césio Pádua Lima. Tratamentos de canal encaminhávamos para o papa de então, o Darcy Truffi. Em compensação, a clínica do meu pai usava muito mais o amálgama, ele defendia o ouro, com perdão do trocadilho, da boca para fora. Acabei com essa história e optamos de vez pelo ouro. Por um bom tempo cobrei preço de custo pelos trabalhos para conquistar a clientela. Esse mesmo conselho, fazer sempre o melhor, só usando o melhor, eu repetiria depois para os meus filhos.

Nessa época eu reapareci no Paulistano para jogar pólo nos fins de semana. Disputamos um campeonato brasileiro, e foi aí, como já contei, que acabei convocado para as Olimpíadas de Tóquio, em 64. O time treinava na piscina do Defe (Conjunto Esportivo Baby Barioni), na rua Germaine Buchard, ao lado do Parque da Água Branca. O horário, das 18h30 às 23h todos os dias, não dava para mim. Desisti. Eu precisava de dinheiro, não podia parar de trabalhar. Logo depois passei a atender também no consultório de um amigo, o Vicente da Silva Godoy, que ficava na avenida Ipiranga, pertinho do nosso. Assim ia me virando.

Eis que um dia uma mãozinha divina bateu à porta e acenou para mim. Djair Ribeiro da Costa, então um dos homens do *staff* do político Adhemar de Barros, apareceu no consultório para se tratar. Ele não imaginava, mas era o primeiro cliente para quem eu fazia um trabalho maior, diferente. Os outros que eu atendia eram clientes do meu pai. Fiz seis jaquetas para o sujeito, nos dentes da frente, que ficaram lindas. Djair gostou do meu trabalho. Eu não sabia nem quanto cobrar. Mencionei um preço abaixo do mercado, suponhamos que, no dinheiro de hoje, seriam uns quatro mil reais. O homem tirou um maço de dinheiro do bolso, deu-me algo equivalente a cinco mil reais de hoje e completou: "Está certo, não tem troco."

Comentei que só poderia atendê-lo aos sábados, já que não tinha consultório próprio e durante a semana dividia a clientela com o meu pai, e ele me veio com essa: "Agora sou o chefe-de-gabinete do secretário de Educação. Vou nomear você para ser dentista da secretaria." E nomeou o papai também, para chefe do posto de saúde dentária de Itanhaém. Papai vivia dizendo que queria ir embora de São Paulo, mas na última hora desistiu. E não é que o Djair despejaria outra bela oportunidade no nosso colo? Arranjou um empréstimo no Ipesp (Instituto de Previdência do Estado de São Paulo) para meu pai comprar sua primeira casa própria, na rua Arizona, bairro do Brooklin. Eu moraria nessa casa bem mais tarde.

Minha nomeação foi para o cargo de dentista de uma escola profissional de moças prendadas ali no Brás, na rua Monsenhor de Andrade com a rua Oriente. Acho que se chamava Escola Mário de Andrade. Se alguma das alunas sentisse uma súbita dor de dente no meio da aula de bordado ou de costura, ou simplesmente quisesse cuidar da sua saúde bucal, lá estava eu para atendê-la. Cuidei das dores das moças de fino trato todas as manhãs, durante uns dois anos. Um bem-vindo reforço na renda mensal.

Como eu tinha me formado com médias acima de 7 em todas as matérias, ganhei duas bolsas da Associação dos Dentistas. Era uma espécie de curso de especialização nas minhas áreas prediletas: periodontia e prótese. Meu professor no curso é hoje um catedrático de periodontia. Para falar a verdade, eu já sabia tudo aquilo, mas fui assim mesmo. E acabei desistindo por falta de tempo e de estímulo. Só que, pouco antes disso, no caminho para as aulas, que eram dadas na rua Humaitá, eu passava pela avenida Brigadeiro Luiz Antônio, ali perto, quando vi uma placa de "aluga-se".

O sétimo andar do prédio de número 878, em frente à antiga Federação Paulista de Futebol, estava vago. Com três salas para fazer um belo consultório de um lado do corredor, mais três salas do outro. Entendi os apitos do destino: ali estava a nossa primeira clínica! Aluguei metade do andar em meu nome. Meu pai, nosso amigo Vicente e eu nos instalamos de um lado. Eu e papai tínhamos só um equipamento, tivemos de comprar mais um, de segunda mão. A terceira sala ficou para o Vicente, e a cozinha viraria um laboratório um pouco mais tarde. Passei o Natal do ano de 1965 pintando o rodapé desse novo consultório, dando um trato nos móveis, arrumando tudo. Era muito simples, e aos poucos fomos aprimorando o espaço. No ano seguinte, eu mandei colocar papel de parede e ar-condicionado. Só na minha sala, claro.

Para ocupar o outro lado, convidei mais três dentistas: o Arnold, ortodontista dos bons, dava aulas na Unicamp; o Mauro, meu colega de turma na faculdade, fazia clínica geral; e uma moça, a Maria Helena, cuidava da odontopediatria. No nosso lado, para atender nós três, contratamos uma secretária, a Isabel. Ela ficou anos com a gente. Quem precisava de alguma coisa saía berrando: "Isabel!" E lá vinha ela, esbaforida. Quando inauguramos o laboratório, chamamos dois protéticos muito bons, Beto Sato e Antônio Yoshida, que praticamente estão comigo até hoje. Entraram no lugar do Hildo Angelone, o protético que ajudou na preparação da dentadura do tio Norman.

Ficamos na Brigadeiro por sete anos, começamos a fazer a odontologia de ponta, foi o início de um estilo próprio na área. Cabalisticamente, mudaríamos do sétimo andar de lá para um sétimo andar na avenida Paulista, onde ainda estamos. Mas antes disso, muita, muita história rolou. Disposto a cumprir o meu lema "hei de vencer", eu continuava num ritmo ensandecido. Passava as manhãs, as tardes e parte das noites no consultório e, aos sábados, ainda fazia cirurgias.

Apesar de ter tido pouca experiência com anestesia geral na faculdade, me sentia muito seguro, tanto é que mandei fazer um cartão: "Cirurgião-dentista — atende-se com anestesia geral." E comecei a atender em hospitais. Estreei no meu novo *métier* no Hospital São Camilo, na Pompéia, nos anos de 64, 65. O filho do Zito Barbeiro, de dois anos e meio, chegou com muita dor e precisava arrancar um dente. Corri com ele para o São Camilo, e dali não parei mais. Fazia operação de siso — os quatro dentes de uma vez — e também a cirurgia de raspagem de gengiva. O Brasil titubeava nesses tempos pós-revolução de 31 de março, com a queda do João Goulart, os militares no poder, muita gente fugindo para o exílio. Alheio a tudo isso, eu só trabalhava.

Mamãe estava com câncer, e a doença avançava. Um dia meu pai me chamou e sugeriu que eu me casasse logo, porque ela não passaria daquele ano. Estávamos em 1965. Então comprei a maior geladeira da ocasião, o maior fogão, queria ter o *top* de linha de cada uma dessas coisas, que, a julgar pelos anúncios, traziam a felicidade para o lar. No dia 6 de maio casei-me com a Regina, minha eterna namorada. Ela com 21 anos, eu, uma semana antes de completar 26. Nós nos amávamos tanto, tivemos uma lua-de-mel deslumbrante em Caraguatatuba, no Hotel da Cigarra. Durou só uma semana, mas era num hotel chiquérrimo, meio Copacabana Palace, em frente à Praia da Cigarra, o auge do charme. Pertencia aos mesmos donos do Baiúca, um dos restaurantes mais sofisticados de São Paulo, para onde ia todo mundo com nome, sobrenome ou, pelo menos, algum charme que bancasse a pose. Muita gente me dizia que eu deveria passar a lua-de-mel na Europa ou nos Estados Unidos, mas aquele hotel era maravilhoso, gostei e fim de papo.

Eu me dei a esse luxo, porém casei a pé, não tinha carro. Meu pai — sempre ele — disse que ia me dar um Citroën que ele tinha, havia vendido e o comprador não pagou. Citroën recuperado, papai vendeu o carro de novo e eu, claro, fiquei na mão. Viajei para a lua-de-mel dirigindo o diminuto Dauphine da minha sogra. Apaixonado, nem liguei, achava tudo lindo. Fiquei muito feliz com o fato de que minha mãe pudesse ver isso. Ela morreria em dezembro, aos 50 anos. Não deu tempo de conhecer os netos. Em janeiro de 66 nasceram meus filhos gêmeos: Sérgio, hoje periodontista, e Paulo, endodontista.

Regina e eu morávamos num apartamento alugado na rua Condessa de São Joaquim, Edifício Esmeralda, a poucas quadras do consultório, para onde eu ia a pé. Já para atender as moças da escola eu precisava pegar dois ônibus. Caro demais, cansativo demais. Meu padrinho de crisma, Américo Moreda, mostrou-se condoído com a minha vidinha de sem-carro e me arranjou 50 "dinheiros" da época. Deu para comprar um Gordini velho. Além de minúsculo, o carro tinha o piso furado, o que só descobri depois da primeira lavagem. Enquanto eu dirigia, enxergava o chão, como o Fred Flintstone. Meu pai se indignou ("Você não pode andar com esse carro!") e me deu dois pneus novos de presente. Seis meses depois, meu santo padrinho me arranjou mais 60 "dinheiros" — com isso e mais o Gordini, comprei uma perua DKW. Quando me estabilizei, paguei o empréstimo. Eu achava — ingenuidade — que só podia ser muito especial para o Américo me dar uma boiada dessas. Que nada! Ele era assim com todo mundo, emprestava dinheiro para a rua inteira.

Motorizado, ninguém me segurava. A rotina prosseguia. Atendia os pacientes todos os dias das sete da manhã às dez da noite e, aos sábados, até o meio-dia. À tarde, a hora sagrada do pólo — eu podia não ter ido à Olimpíada, mas nunca deixei de disputar campeonatos. Para piorar as coisas, os bebês choravam a noite inteira, eu não pregava o olho. Vivia esgotado. Passei anos sem dormir. Um belo dia, eu tinha tantos clientes para atender que simplesmente abandonei o serviço público, a escola das moças, e acabei pedindo exoneração.

Certo dia, olhando a cabeceira da minha cama, que ia de ponta a ponta do quarto, me veio uma idéia. E se eu guardasse dinheiro ali atrás? Foi o que fiz. Todos os dias eu chegava do trabalho e jogava um punhado de notas — nem imagino qual era a moeda de então — atrás da cama. O cofre inusitado logo revelou sua utilidade. Um dia, eu estava tão tenso que fiquei grudado na direção do carro, sem conseguir me mexer. Alguém me levou para o hospital, o médico diagnosticou estresse, deu remédios e exigiu repouso. Eu precisava esperar passar o esgotamento, parei uma semana mesmo sem poder, devia ser por volta de 1968. Arrastei a cama, contei o dinheiro, e assim tirei minha primeira semana de férias — a tal sem muito *glamour*, lá na Praia Grande.

Se faltou certo charme ao roteiro, por outro lado a minha idéia de guardar dinheiro me pareceu bastante eficiente. Só era preciso uma quantia maior. Com esse mesmo sistema caseiro de poupança dei um belo *upgrade* nas minhas férias seguintes, quando viajei com a Regina para a Bahia na semana entre o Natal e o Ano-Novo. Havia esperança de verba para pequenas ambições. Nossa vida mudava para melhor. O endereço também era novo: papai cedeu-nos sua casa, aquela na rua Arizona, assim que o apartamento ficou apertado demais para receber o terceiro bebê, a Roberta.

Enquanto para nós as coisas pareciam coloridas, um lado do Brasil e do mundo andava bem mais sombrio. O AI-5 tentava calar na marra qualquer expressãozinha diferente, a imprensa publicava receitas de comida num irônico protesto contra a censura, havia medo no ar, e até os americanos se embrenhavam nos matos do Vietnã sem entender que já haviam perdido.

Nessa gangorra política e social da história, o consultório, felizmente, subia a jato. Nós deitávamos modernidade no ofício e ainda só usávamos ouro, lembra-se? A nobreza do trabalho começou a atrair uma clientela seleta: o primeiro nome famoso a bater à porta foi Luís Diniz Duarte, dono do grupo JB. Duarte, que possuía, entre outras marcas, o óleo Maria e o sabão Periquito, nem sei se ainda existe. Duarte veio recomendado pelo dr. Abraão, médico responsável pelo seu *check-up*. Logo em seguida veio o dono da Ultragaz, o Peri Igel. Desde que meu pai montou os consultórios da companhia de gás, não só o Igel veio se tratar conosco como trouxe a diretoria da Ultragaz em peso: o Lamartine Navarro, o Labate, o Ceschin, todos se tratavam comigo, com o pagamento feito pela empresa. Da minha turma do Paulistano já vinham o Mário Amato, que era diretor de esportes do clube, e mais outros amigos. Um trazia o outro. E assim foram surgindo o Emil Tenzer, da Elgin; o Nilson Arrais, dono da Aplitec, importante empresa de aplicação financeira; o Orlando Baldi, gerente-geral do Banco do Brasil etc.

Definiu-se para mim o meu perfil: dentista de alguns dos sorrisos mais importantes da cidade. Percebi que a partir daí bastava acelerar e manter, acima de tudo, a qualidade. Os clientes viriam, cada vez mais e melhores. Graças a Deus, nunca pararam de vir. Só que para isso acontecer era preciso que eu continuasse dando o máximo. Bom, sempre fui do tipo que bate o córner e corre para cabecear. Afinal, em casa havia bocas para sustentar. Em 71 somou-se mais uma, quando nasceu o caçula, Fernando. E dá-lhe cirurgias aos sábados! Os melhores hospitais da cidade já eram o Albert Einstein, no Morumbi, e o Sírio-Libanês, em Cerqueira César. Passei a operar lá e, agora mais famoso, podia cobrar bem. No Sírio operei por muitos anos, todos os sábados, às vezes também às quartas. Ganhava mil dólares por cirurgia. Graças a elas, conseguiria comprar minha primeira casa, no Morumbi.

O gol da virada no meu jogo foi em 1973. Mudei para uma casa com piscina no Morumbi e inaugurei minha clínica nova na avenida Paulista. Compramos na planta o consultório onde estou até hoje. Esse foi o segundo prédio que a construtora Gomes de Almeida Fernandes, a coqueluche dos empreendimentos imobiliários nos anos 70, erguia em São Paulo. O primeiro, se não me engano, tinha sido o Edifício Ouro Branco, na esquina da Paulista com a avenida Brigadeiro. De novo nos instalamos no sétimo andar, outra vez em um corredor com seis salas, três de um lado, três do outro. A novidade era a distribuição da turma lá da Brigadeiro. Meu pai e eu, sempre juntos, pegamos dois consultórios, e o terceiro, vazio, ficou de reserva. O Mauro e o Arnold também vieram para cá, só que preferiram comprar um espaço no oitavo andar. O Arnold, que continuou fazendo ortodontia para mim por muitos anos, já morreu, e o Mauro continua trabalhando aqui no andar de cima. A Maria Helena saiu do grupo. O Vicente veio para cá, mas também já morreu.

Adelino, o meu melhor amigo desde garoto, veio junto comigo para conhecer o prédio. Na porta, mulheres com bolas coloridas, aquelas fanfarras imobiliárias para vender os andares. O Adelino e eu resolvemos comprar uma parte. Depois da faculdade a gente continuou a se ver sempre, e só não havíamos trabalhado juntos antes porque ele tinha tentado clinicar durante um tempo com outro grupo em um consultório no centro da cidade, junto ao antigo Cine Marrocos, que mais tarde foi transferido para a avenida Paulista e não deu certo. O Adelino e eu fazíamos uma ótima dupla, a gente se completava: ele com boa mão para atuar na parte óssea, em grandes cirurgias, e eu, modéstia à parte, craque na área de prótese. Se na época em que eu comecei, lá no consultoriozinho da Rio Branco, topava fazer de tudo, até canal — coisa de que não gostava muito —, agora eu procurava me especializar cada vez mais. Aqui a clínica ficou de fato dividida por áreas. A odontopediatria, por exemplo, ficou com o Felipe. Ele se instalou do outro lado do corredor, junto com o Adelino e o Vicente.

No lugar onde hoje há uma salinha apertada que funciona como meu escritório, havia uma passagem, espécie de sala de estar. Juntou-se ao time a Sônia, assistente que eu dividia com o Adelino. Trouxe meus protéticos, Antonio Yoshida e Beto Sato, e o Adelino trouxe o dele, o Marcos. Todos usavam o nosso laboratório. Quando os meus filhos se formaram, uns quinze anos depois, eu aluguei mais dois consultórios no sexto andar, como solução provisória por uns três ou quatro anos. Está assim há onze, e hoje é um espaço ocupado pelo meu pai e o meu filho Paulo, o endodontista. A clínica na Paulista virou sinônimo de excelência em odontologia. No consultório, ótimos dentistas e, sentadas nas cadeiras, as personalidades que queriam o melhor. A propaganda espalhava-se, literalmente, boca a boca. O Adelino e eu, animados, ainda ensaiamos a abertura de uma empresa de anestesia geral para grandes cirurgias, prestando serviços para outros dentistas. Nem deu para ir adiante, porque trabalhávamos demais; afinal, as despesas cresciam na mesma proporção da clientela.

Os nomes de peso chamavam outros nomes, e os clientes antigos iam se tornando amigos mais chegados. Taí a razão fundamental do sucesso em qualquer profissão: além de ser bom no que faz, o profissional precisa cultivar ótimos relacionamentos. Sou amigo da maioria dos clientes, saio para jantar com vários deles, vou aos casamentos dos seus filhos, converso a respeito de tudo, dou apoio quando é necessário. E já recebi demonstrações de amizade inimagináveis.

Peri Igel, o dono da Ultragaz, ficou tão "chapa" que um dia me ligou dizendo que tinha resolvido me dar um barco de presente. Juntei a família no meu novo Dodge Dart 72 e desci para a praia. O barco, de 32 pés, salpicava tempero glamouroso em qualquer sonho de consumo. Bem, mas se havia motivo para o meu otimismo e já dava para esbanjar verba em alguns charmes, aquilo era um pouco demais. Eu não tinha dinheiro para manter o barco, alugar espaço na marina, pagar marinheiro... Gentilmente, recusei. Não muito tempo depois Igel me ofereceria mais um presentão de milionário: umas férias no superiate dele, que estava ancorado nas ilhas gregas. Hoje já parece chique, na época era o máximo, fase gloriosa quando todo ricaço que se prezasse tinha iate grego, como os armadores Stavros Niarchos e Aristóteles Onassis, o creme do *jet set* internacional de então. Mais uma vez tive que recusar por problemas orçamentários: eu não podia pagar as passagens aéreas para mim e para a Regina. Não seria dessa vez que eu conheceria a Grécia.

Minhas viagens internacionais bancadas por mim (antes, só tinha viajado para fora do país em turnês com o time de pólo) começariam por meio dos meus métodos de guardar dinheiro. Resolvi guardar ouro. Todo o ouro que eu tirava da boca dos clientes a cada nova restauração ia para o meu estoque, quando eles não queriam o material de volta. A maioria abria mão do ouro velho que tinha na boca. Juntei um quilo e meio de ouro, mandei purificar e vendi, o que resultaria, já no final dos anos 70, no seguinte roteiro: São Paulo — Cidade do México — Acapulco — Cancún (que não tinha nada na época) — Miami — São Paulo. Só a Regina e eu.

Aproveitei o pulo que dei aos Estados Unidos para fazer uma grande compra de material odontológico num atacadista de Miami. Trouxe o que havia de *up-to-date* na área. Também conheci Orlando, queria ver a Disneyworld, que estava começando. E imediatamente sonhei levar os meus filhos para lá. No ano seguinte, embarcaríamos todos: os gêmeos, então com 12 anos, a Roberta, com 10, e o Fernando, o caçula, com 7. Ele quase não foi, porque era muito pequeno. As férias em família, de quinze dias, me custaram um ano de prestações de 250 "dinheiro-de-então" mensais na agência Monark.

Os anos foram passando, felizmente a conta bancária melhorava junto com o trabalho. João Queiroz, dono da Arisco; a família Bordon, clã de pecuaristas e donos de frigorífico; Abílio e Arnaldo Diniz, donos do grupo Pão de Açúcar; os Bratke, arquitetos famosíssimos; os Espírito Santo, banqueiros; a família D'Orey e muitos outros cidadãos de peso continuavam chegando para se tratar. Meus filhos mais velhos se formaram, depois foi a vez do Fernando — a Roberta tentou odontologia também e foi a única a desistir, virou advogada —, estava na hora de ter uma nova clínica. Eu pensava que deveríamos ir todos para uma casa ou prédio nos Jardins. Perdi dois ou três negócios muito bons, como um predinho de quatro andares na rua Angelina Maffei Vita, perto do Shopping Iguatemi, o fino. Levei o Adelino e o Felipe para darem uma olhada, ninguém quis, acharam que aqui estava bom demais. Aí não aparecia nada interessante pelos lados dos Jardins, onde achei que seria melhor.

Lógico que todo mundo faz bobagem, e eu também. Quase comprei uma casa na rua Colômbia, cheguei a falar com o dono, e no fim acreditei na história de que aquele pedaço jamais seria comercial. Atualmente é um dos melhores pontos comerciais da cidade. Também tentei um ponto próximo ao Shopping Center Iguatemi e, numa última tentativa, ofereci minha casa no Morumbi para o José Roberto Auriemo, da construtora JHS, em troca de um andar de um prédio num ponto nobre do Itaim, um dos melhores bairros de São Paulo. Não deu certo.

A essa altura eu já morava em outra casa, que havia construído no Morumbi, e alugava aquela primeira. Com o dinheiro do aluguel dava para pagar a escola dos meus quatro filhos e o salário de duas empregadas. Depois de três anos, alguma coisa aconteceu com o dinheiro do país, e o sujeito me pagava uma quantia absurda, como se eu recebesse R$ 6 mil mensais hoje e de repente passasse a receber apenas R$ 400. Por lei, o aluguel não podia ser reajustado — os preços estavam congelados, fase do insano Plano Cruzado. Já que não conseguia pagar as mesmas contas com as cifras tão em baixa, comecei a guardar esse aluguel na poupança dos meus filhos. Tentei negociar, mas o inquilino, com cara de poucos amigos, mandou que eu procurasse os meus direitos. Obedeci. Finalmente, anos mais tarde, resolvi fazer quatro consultórios nessa casa.

Meu relacionamento com o Adelino já não andava nada bom havia algum tempo. Discutimos por uma bobagem, ele achou que eu fui contra o tratamento que ele fez numa cliente, a coisa engrossou, e hoje mal nos falamos, embora continuemos dividindo o andar e as despesas na Paulista. Essa era mais uma boa razão para eu decidir montar uma clínica no Morumbi.

A garagem ficava abaixo do nível da rua e havia uma adega no fundo, além da piscina. Começamos a escavar para fazer um belo estacionamento para os clientes, mas o engenheiro chegou à conclusão de que as estacas da casa eram muito fracas. Então derrubamos tudo e erguemos outra casa, com as paredes externas na mesma posição da planta original. Hoje é uma clínica moderníssima, e na garagem da frente cabem doze carros, mais oito pela entrada dos fundos, feita especialmente para pessoas idosas e deficientes físicos que não podem subir escadas. Ali embaixo montei três consultórios, sendo que um deles qualquer um de nós usa, atendendo quem não consegue enfrentar os degraus. Os outros consultórios e escritórios ficam no andar de cima.

Cada filho dava R$ 1 mil por mês, ou seja, eu entrava com R$ 6 mil e eles com R$ 4 mil. Se a obra consumia R$ 20 mil, eu tirava R$ 10 mil da poupança. No final, depois de muita chiadeira, eles toparam dar R$ 1,5 mil mensais para acelerar a coisa. Assim fomos dividindo, não exatamente por igual: eu ainda paguei a instalação do ar-condicionado e do consultório comum no térreo. E cada um de nós bancou a montagem do próprio consultório. Agora atendemos no Morumbi, local preferido dos meus filhos, e na Paulista, espécie de ponto tradicional que continua atraindo clientela. Trabalhamos com 12 funcionários no Morumbi e 18 na Paulista.

Com o dinheiro que ganho, vivo muito bem, fazendo tudo que gosto. Viajei muito, conheci todos os lugares que eu queria conhecer, realizei muitos desejos. Tenho duas casas no Morumbi, estou construindo mais uma, tenho duas casas no Guarujá, um sítio de dois alqueires, sou um dos proprietários do consultório da Paulista, mas poderia ter muito mais. Brinco que hoje eu deveria estar vivendo de renda; se eu optasse por ser menos gastador, poderia ter uns quinze apartamentos. Só que não consigo parar.

Ah, se mamãe me visse agora, tenho certeza de que se sentiria muito bem. Queria ter proporcionado a ela todas as maravilhas do mundo; quando penso nisso me emociono muito. A única coisa que pude fazer foi ajudar meus pais naqueles dias duros do começo, lá na Rio Branco. Dividi os tostões com eles, vivemos e nos divertimos como foi possível. Pelo menos o nosso amor foi em grande estilo.

ESQUEMA HOLLYWOODIANO PARA TRATAR O PRESIDENTE

Eu já tinha experimentado o gostinho de ver meu nome nos jornais, em pequenas notas aqui e acolá, alguma reportagem sobre saúde bucal, ou num artigo que escrevi na extinta revista *Senhor*, e, muito tempo atrás, numas matérias sobre pólo aquático. Simples assim. Mas depois que a imprensa soube que era eu o dentista do presidente Fernando Henrique Cardoso, virei figurinha nas colunas sociais. "Gente poderosa é o que não falta em seu consultório: é o dentista de FHC e tratou de Pedro Malan, quando o sorriso do ministro ficou amarelo", dizia a legenda sob minha foto sorridente, enfileirada com outros bambas da saúde — Adib Jatene, Miguel Srougi, Arthur Beltrame Ribeiro e Raul Cutait — nós éramos os "anjos da guarda do poder", segundo a colunista Joyce Pascowitch, na revista *Época*.

Antes de me incluir nesse rol da fama medicinal, Joyce vez por outra escrevia, com aquele seu charme, alguma historinha envolvendo o nome do FHC e o meu. Até a *Veja São Paulo*, na abertura de uma reportagem sobre os especialistas que cuidavam da saúde do presidente, fez graça com o fato de Fernando Henrique me ligar pessoalmente para marcar suas consultas, e eu, por causa das piadas dos amigos, atender desconfiado, achando que era trote. Em edição mais recente, cuja capa anunciava "os dentistas das estrelas", lá estou eu de novo. A *Vejinha* botou meu nome, citou vários dos meus clientes mais famosos (Benjamin Steinbruch, Emerson Fittipaldi, Paulo Setúbal, entre outros), e uma foto minha, em que apareço com papai, meus três filhos, a nora e o genro. Na legenda, o inevitável: "Família responsável pelos dentes de FHC."

Fernando Henrique Cardoso elegeu-se presidente e passou a ser meu aposto. Você pode ler em qualquer matéria, basta ter meu nome, mesmo que seja sobre um assunto mais específico, clareamento de dentes, incrustação de ouro ou o uso de resina, sempre há uma vírgula adiante com a frase "o dentista do presidente". Claro que me orgulho muito disso. Dispensável dizer que aumentou minha fama e talvez até a clientela. Verdade que a grande maioria das cerejas do empresariado e das polpudas contas bancárias já se tratava comigo muito antes do *frisson* presidencial, mas costumo dizer que o que faz um nome é a repetição. Você ouve alguém bacana dizer "eu me trato com o Gualberto", outro cidadão respeitável soltar na rodinha "meu dentista é o Gualberto" e, se ainda por cima ler o nome Gualberto nos jornais, acaba botando fé no profissional. É assim que a propaganda funciona.

Quando Fernando Henrique sentou-se na minha cadeira pela primeira vez, nem ele nem eu podíamos imaginar que anos depois aquele professor simpático e boa-pinta iria parar lá no Palácio da Alvorada. Minha história com ele foi assim: quase trinta anos atrás, atendi no consultório uma moça com três filhos, duas meninas e um menino. Seu nome era Ruth Cardoso, casada com um intelectual da USP que vivia no exílio havia anos. Fiz um trabalho em ouro para sua filha Luciana que ficou bárbaro e, segundo ela me contou, foi até elogiado por um dentista na Inglaterra. Todos da família viraram meus clientes.

Um dia, já no final dos anos 70, li nos jornais sobre a anistia para os brasileiros no exílio e vibrei com a volta de Celso Furtado ao país. Acreditava que ele pudesse consertar o Brasil, era fã de Furtado. Nem reparei quais eram os outros ilustres exilados ou os nomes de quem se engajava em prol da anistia (FHC, quando candidato a senador, em 1978, foi um dos maiores defensores da anistia). Na mesma semana, alguém com o nome Fernando Cardoso, professor, marcou hora comigo. Achei que fosse o meu vizinho Fernando Cardoso, dono da empresa de adubos Manah. Apareceu o FHC, e imediatamente vi algo familiar naquele rosto. "Eu não conheço o senhor?", perguntei. Ele sorriu: "Você cuida da minha mulher e dos meus filhos." Dali em diante cuidei dele também.

E lá estava ele, anos depois, entrando no meu consultório cercado de seguranças inquietos que pareciam seguir um *script* de filme da Máfia. A primeira vez que o professor Fernando veio aqui como presidente Fernando Henrique Cardoso foi um rebuliço. Cercaram o quarteirão todo da avenida Paulista, escalaram bombeiros para cuidar da garagem, e até a Villares, fabricante de elevadores, enviou técnicos para ter certeza de que o presidente não corria o constrangedor risco de ficar preso em algum andar por falha obtusa na manutenção. As janelas da minha sala no sétimo andar foram forradas com jornais para que nenhum vizinho bisbilhotasse meu consultório. Uma loucura.

Muitos dos meus clientes, figuras poderosas, surgem no consultório cercados de seguranças, mas eu nunca tinha visto tamanha operação para tomar conta de alguém. Ainda bem que esse estardalhaço foi só na primeira vez. Fernando Henrique continuou a vir bem protegido, mas enquanto esteve no poder nunca mais pintou por aqui nesse esquema hollywoodiano. É verdade, sim, que ele é muito simples e liga para mim pessoalmente quando quer marcar uma consulta. Mas o homem tem suas regalias, claro. É o único cliente para quem faço os trabalhos em duplicata. Ele chega, tiro dois moldes para a incrustação em ouro e o laboratório confecciona duas peças, que são provadas para não haver erro. Geralmente a diferença entre uma e outra é mínima, mas assim podemos confirmar qual é o trabalho mais perfeito. Ele fica contente. Eu também. Na parede do meu escritório, ao lado dos diplomas, mantenho, orgulhoso, meu convite, emoldurado, da posse do presidente.

UMA ARTE PARA CADA CASO

Cena 1:

Um sujeito arquibilionário mal se atrevia a sorrir, de tanta vergonha da sua boca. Era prognata (com a parte de baixo da boca projetada para a frente), tinha cinco ou seis dentes na frente, e mais nada. Os poucos de cima não tocavam nos poucos de baixo. Quando o vi pela primeira vez, não sabia o que fazer. Tirei a moldagem, desenhei dois olhinhos no molde como se fosse uma carinha olhando para mim e deixei na minha mesa para estudar o caso. Ele estava morando nos Estados Unidos, e os dentistas de lá lhe propuseram uma cirurgia ortognata, mais o uso de aparelho ortodôntico. Um dia, observando o molde, tive o estalo. Liguei para ele e disse: "Tenho a solução." Ele achou impossível, mas topou vir até aqui. Fiz os dentes, fui levantando e acertando a articulação só na prótese. Comecei em junho de 2000, terminei em abril de 2002. Nem ele, nem eu — nem mais ninguém — conseguimos acreditar no resultado. Ficou ótimo.

Cena 2:

Numa época em que ainda não havia implante, uma paciente precisava de uma ponte fixa com parte móvel, um trabalho com cinco dentes: dois molares do lado direito e três do lado esquerdo. Era preciso uma parte móvel para dar um balanço ao todo, senão ele se quebraria. Acontece que ela adorou o trabalho provisório fixo que eu havia feito e pediu que eu o repetisse de forma definitiva. Contra as leis da mecânica, contra o esforço da mordida, contra tudo o que se possa imaginar, criei um definitivo fixo, sem nada móvel, exatamente como havia feito o provisório. Recriei parte da gengiva com resina. Deu tudo certo. Olhando, ninguém acredita. Nunca repeti essa experiência.

Cena 3:

Um cliente francês, com ótima saúde dental, acabou perdendo uns dentes. Em um dos lados da boca, do canino para trás, ele não tinha mais nada, precisava de prótese, mas onde apoiar? Tiramos uma radiografia sem maiores pretensões, nem era radiografia panorâmica, e apareceu um dente de siso deitado. Então abri um túnel no osso e consegui puxar o dente mais ou menos para fora. Meu filho Paulo tratou do canal e eu fiz uma ponte fixa apoiada nesse dente. Tempos depois ele veio aqui e me disse, contentíssimo no seu sotaque francês: "Mostrei esse trabalho para receber meu seguro dental na França e nenhum dentista acreditou!"

Taí uma curiosidade dos meus tratamentos: é comum eu bolar uma solução para um caso difícil e ouvir de pacientes e de outros dentistas que eles não acreditaram no que foi feito. Às vezes, eu mesmo me surpreendo quando tenho idéias pouco convencionais que, para minha felicidade, dão certo. Já disse que os trabalhos muito complexos cada vez me perseguem mais, então me sinto ótimo quando consigo encontrar uma boa saída, algo que funcione, que deixe o cliente satisfeito e, coisa rara, impressione os companheiros de ofício.

Aprendi com um professor da faculdade que o melhor elogio que um dentista pode receber é aquele vindo de alguém da categoria. Dificilmente um dentista se curva com elegância diante do trabalho que leva a assinatura de um rival, em geral não diz nada, ou, pior, solta um "poderia ser melhor se..." e, em seguida, propõe outra idéia ao paciente. Eu sempre me aprimorei, imaginando que os colegas se admirariam com a qualidade do que faço. Quando os meus clientes vão se consultar com outro, seja por qualquer motivo, em outras cidades, outros estados, até em outros países, sempre voltam para me contar que ouviram elogios ao meu trabalho. É a minha glória.

Capricho tanto que dou garantia de dez anos ao paciente. Inventei isso e me ajudou um bocado, porque a maioria da minha clientela está comigo há trinta anos ou mais — são pessoas que trazem filhos, depois netos, amigos — e meu nome acabou se tornando sinônimo de durabilidade e confiança. Meus trabalhos duram mais de dez anos, sim. Sou obcecado pelo acabamento, minha escola é artesanal. Sofri demais aprendendo a preparar cavidades, acertando os ângulos, forrando tudo, usando vários instrumentos de mão para deixar o dente totalmente vedado, impecável. Atualmente a aptidão manual está desaparecendo, a tecnologia traz tudo de bandeja, é muito mais fácil trabalhar.

Casos como esses que eu citei aparecem vez por outra, e vários se repetem; normalmente eu me deparo com situações muito parecidas com outras de que já tratei antes. Até 1986, 1988, por aí, eu me preocupava em documentar cada caso. Fotografava tudo, arquivava, tenho uma vasta coleção de sorrisos "antes e depois". Não ligo mais para isso, meus filhos é que estão se organizando para que a minha trajetória odontológica não se perca. O Alexandre, meu genro, tem circulado por aqui com a câmera na mão, registrando os melhores momentos. A história do milionário prognata, por exemplo: não fotografei, tampouco escrevi a respeito. Só tenho como documentos as radiografias e o molde, além do estudo para a cirurgia que ele faria nos Estados Unidos.

Como nunca segui carreira acadêmica, deixo para lá esse negócio de exibir minha maneira de trabalhar aos colegas. Outros dentistas da minha geração, bambambãs como Guy Puglisi, também não mostram seus casos. Já meu amigo Marco Antônio Bottino, professor de prótese da Unesp (Universidade Estadual Paulista), documenta e mostra tudo, faz parte do roteiro de quem leciona. Eu cheguei a ser convidado para dar aulas sobre meus métodos, em cursos especiais e palestras, uns dez anos depois de me formar. Recusava todas as propostas porque morria de medo de que algum colega me perguntasse, sei lá, que ácido era usado para tal coisa. E se alguém quisesse saber o que eu achava da troca do tecido conjuntivo com o epitélio? Eu não saberia explicar em linguagem científica, ia ser um vexame. Sou um dentista prático.

Só que há sempre uma oportunidade de se entrar numa fria. Em 1982 me convidaram para dar um curso de uma semana para dentistas sobre próteses fixas e metalocerâmicas. Não sei por quê, aceitei. As aulas seriam em julho, e uns quatro meses antes eu comecei a me preparar. Todas as segundas-feiras à noite eu me debruçava sobre um artigo, depois outro livro, em seguida, exemplos de casos. Aquilo foi me torturando, passava dias me preocupando com os modelos que eu precisaria levar, os livros de próteses a selecionar, as frases que eu deveria pronunciar. E as fotos? Eu vivia nervoso, numa angústia de dar dó. A platéia seria de dentistas bons, da minha faixa etária, atentos ao que eu, o "especialista em prótese", teria para dizer. Estava ficando louco. Então liguei para o Bottino, foi a melhor idéia que eu poderia ter tido.

"Gualberto, pára de ser bobo. A odontologia que você faz é de quem partiu para o consultório, não seguiu carreira acadêmica. Agora, depois de tantos anos, quer dar aula, quer ficar louco?", foi o que ouvi. Bottino salvou minha vida naquele momento. Eu ia mesmo enlouquecer. Se fosse uma palestra só, tudo bem, mas não um curso de uma semana, dá um trabalho absurdo. Quando o sujeito já é professor em faculdade, pode pedir a um aluno para pesquisar, outro para arrolar a bibliografia, mas eu tinha de fazer tudo sozinho. Liguei para o Youssef, que me convidou, e desisti. "Nunca fiz nada mais ou menos, quero que saia bem-feito e estou sem tempo", argumentei. Hoje penso diferente. Se eu tivesse encarado, bem ou mal teria dado o curso.

Mesmo sem assumir uma vocação para professor, continuo estudioso e aplicado como era na faculdade, porém do ponto de vista prático. Sou um autodidata. Devorei livros, leio todos os artigos sobre as novidades — e olha que em odontologia surgem novidades toda semana, é preciso ter cautela para não embarcar em qualquer uma —, ligo para quem faz pesquisas, acompanho o que surge em tecnologia de ponta. Não fiz pós-graduação e, na fase da faculdade, nem tinha verba para estudar além-fronteiras, mas cultuava meus gurus. Clickman e Peter Thomas, nomes que conheci por minha conta, sapeando livros, e, anos mais tarde, tive a chance, feliz, de ver e aprender mais com cada um deles.

O primeiro foi o americano Clickman, papa da periodontia mundial, que veio ao Brasil no final dos anos 60. Saí da faculdade apaixonado por ele, enxergava bom senso em tudo o que o homem afirmava. Fiquei impressionadíssimo quando vi o Clickman numa palestra do Césio Pádua Lima, na Associação dos Dentistas. Césio, professor em Campinas, era dos poucos que defendiam o tratamento periodontal sem cirurgia. Pois o Clickman não só estava presente como concordava com cada palavra do Césio. Minha admiração pelo periodontista brasileiro aumentou mais ali.

Peter Thomas, o maior dos *experts* em prótese, era meu principal ídolo. Dentistas brasileiros mais felizardos, como o Olympio Faissol, do Rio, o Hudson, de Belo Horizonte, e o Cerrutti e outros, de São Paulo, tiveram a oportunidade de ir à Califórnia estudar com ele. Assisti a umas duas ou três palestras de Cerrutti sobre Thomas. Estudei tanto esse americano que sabia de cor e de trás pra frente suas técnicas de prótese. Eu só tive o prazer de conhecê-lo em meados dos anos 80, quando ele fez uma conferência em Belo Horizonte. Voei para lá na hora.

Mais ou menos nesse período, eu conheceria e me encantaria com o trabalho de outro protesista, o holandês Jean Pamager, que estudou nos Estados Unidos. Ele passou quatro dias no Guarujá, e eu ali, junto. Algumas pessoas haviam me dito que Pamager era o melhor, fui conferir. Achava que ele era muito invasivo nas incrustações que fazia, abria demais os dentes dos pacientes. Mas nunca tinha ouvido alguém falar tanta coisa que coincidisse exatamente com o que eu pensava. Pamager dominava a técnica, a prática, a teoria. Era perfeito.

Assim, atento aos bem-pensantes, fui apurando mais e mais o meu estilo. Sem arrogância, posso dizer que tenho ótima mão para a prótese. Dente feito por mim se encaixa perfeitamente na boca, minhas incrustações praticamente não têm infiltração. Aqui conto, passo a passo, uma restauração em ouro, ou em qualquer metal. Primeiro, eu procuro não destruir muito o dente no acesso ao tecido cariado. Limpo o tecido cariado com motor de baixa rotação e broca esférica, e forro completamente a cavidade.

O acabamento também é no capricho, da forma preconizada para metal, ou seja, com as paredes dos dentes paralelas ou levemente divergentes para a parte superior do dente. Faço *slices* (cortes) nas proximais (laterais) do dente e um leve bisel (um corte em que você deixa o dente espraiado na superfície). Então moldo o dente com silicone e mando para o laboratório fazer o que, na linguagem odontológica, chamamos de troquel, ou positivo (é uma espécie de reprodução do dente em cobre, por eletrólise). Usa-se essa mesma técnica de metalização para coroas de todo os tipos.

Essa reprodução do dente é encerada, é feita de acordo com os dentes vizinhos — laterais e o antagonista. O troquel é esculpido em cera, que será colocada numa redoma de revestimento. Depois esse material é posto num forno, a cera se volatiliza, sobra o espaço onde estava a cera antes. O metal (ouro) em estado líquido é então impulsionado para essa cavidade e vai preenchê-la. Faz-se, então, o acabamento. Depois será provada e cimentada na boca do cliente. Além de se encaixar como uma luva, eu faço com que o metal se amolde ao dente como uma aba de boné (o bisel), o que vai impedir as infiltrações e vedar melhor. É um vedamento periférico, muito mais completo do que qualquer outro.

Minha especialidade são as coroas em cerâmica. Atualmente pouca gente faz e conhece a técnica que utilizo. Quando a coroa é metálica ou em porcelana, costumo preparar o dente com uma espécie de ombro de 90 graus em toda a volta. Se for em metal, aproveito para fazer também um bisel, quebrando esse ângulo na parte que entra em contato com a língua ou com o céu da boca. Já quando é em porcelana pura, deixo o dente em ângulo reto em toda a volta. Na grande maioria dos casos, uns 90 por cento, faço todas as moldagens do dente com um anel de cobre e a godiva (o nome é de chocolate fino, mas batiza também um material duro que molda o dente) em baixa fusão. Praticamente nenhum outro dentista se anima a fazer assim, porque dá mais trabalho.

Com a reprodução do dente, vem do laboratório um casquete, uma guia de transferência. Então é tirada uma moldagem com hidrocolóide, um gel acrescido de água, na qual vai ser vazado e reproduzido em gesso. Assim o protético tem nas mãos a moldagem da boca inteira do cliente — só falta a língua. É tirada uma mordida em cera para montagem em articulador. A coroa pode ter ou não metal, depende do caso. Nas incrustações de ouro o fundo da cavidade é plano e nas de porcelana ele é arredondado.

A coroa feita nos dentes da frente é chamada popularmente de jaqueta. O nome já diz, é uma coroa que veste o dente. O dente é preparado com um ombro (ângulo de 90 graus) ou leve bisel em toda a volta. Quando é feita com metal, chamamos de metalocerâmica. Tudo é coroa. Em qualquer uma delas eu faço um desgaste abaixo da gengiva, ou subgengival, geralmente de uns dois milímetros. Por quê? Se não for bem-feito, pode aparecer aquele risco pretinho acima do dente, uma espécie de contorno de que, óbvio ululante, ninguém gosta. Tem gente que solta essa: "Ah, eu sei quando é jaqueta, é quando tem aquele pretinho em cima." O pretinho, a linha divisória que marca o ponto onde termina o trabalho e começa a raiz, não é para aparecer, não em doze ou quinze anos. Um resultado muito bom eu consigo com a moldagem em anel de cobre. Existem outros métodos diferentes. Qualquer que seja o escolhido, cabe ao dentista assegurar que não haverá risco de aparecer nada por vários anos.

Assim, com o dente bem preparado, quando vem a prótese, ela está praticamente pronta, quase não precisa provar. Só que eu sempre prefiro fazer uma prova ou duas, preparo cada elemento individualmente e, em caso de prótese, gosto de ligar uns aos outros na boca. Mas sou uma ave em extinção.

Para quem sonha com todos os dentes branquinhos e não gosta de exibir ouro na boca, é uma boa opção usar resina ou porcelana. No caso da porcelana, o protético precisa ser realmente bom para acertar a cor do dente. Ele vai colocando porcelana, que é um pó hidratado, em camadas, de dentro para fora. Aí leva-se ao forno, a porcelana se desidrata, e repete-se esse processo até alcançar o tom desejado.

Agora existe um novo processo, muito mais sofisticado. O dentista pega o positivo do dente, faz uma cópia e manda escaneada por computador, para a Suécia. Uns dez dias depois eles enviam de volta um cone que se encaixa perfeitamente no dente. É um molde de carbono, em cima do qual o protético vai trabalhar. Facilita e muito a vida na hora de revestir de porcelana, porque o tom que se deseja no dente fica bem mais natural. Quando proponho essa opção para o paciente, só cobro a mais a taxa do laboratório que escaneia. Vamos imaginar que o laboratório cobre US$ 50. Caso a pessoa concorde, acrescento apenas esse valor à conta do cliente.

Todo mundo quer um teclado de piano na boca, tudo tinindo de branco, mesmo os dentes de trás, os posteriores, que não vão aparecer. E quando a restauração é bem-feita, não aparece mesmo. Só que a moda do branco total faz a turma insistir na resina, porque seu preço é também muito menor, claro. Em compensação, não dura tanto. Às vezes é difícil convencer a pessoa de que o ouro, principalmente nesses casos, é o melhor material. Pareço chato, careta, conservador demais? Acontece que o ouro é o único material que consegue reproduzir a anatomia original da boca sem alterar o ponto de contato, e manter o que foi feito durante muitos anos. Ele aceita a mastigação. Ele se amolda à mordida. Os alimentos não se prendem entre os dentes — com a resina é bem mais fácil de acontecer. Se isto acontece, eis uma porta aberta para as doenças periodontais. A conseqüência, todos sabem, pode ser a perda dos ossos e dos dentes. A resina ainda tem outro inconveniente: absorve muito mais calor e podem se infiltrar muito mais cáries por baixo.

Quando surgiram as resinas fotopolimerizáveis, foram anunciadas como a grande revolução. Falava-se em primeira geração de resinas, depois, segunda geração. Fui aos Estados Unidos no ano seguinte, e acho que lá já estavam na quinta geração! Parecia papo de filme de ficção científica. Existe hoje uma resina melhor para dentes posteriores, não acredito em nenhuma, mas tem horas em que sou obrigado a usar. Explico ao cliente as vantagens e desvantagens de todos os métodos, mas a decisão final tem de ser dele. Minha obrigação é orientá-lo. E muitos pacientes insistem na escolha da resina, não aceitam mais o ouro. Fazer o quê?

A resina é bacana nos dentes da frente, permite incríveis recursos estéticos, dá para abrir o dente pela frente, por trás, pelo lado, fazer o que se quiser. O tratamento é assim: limpa-se a cárie — eu gosto de forrar o dente, a grande maioria dos dentistas não faz isso, eles têm as razões deles. Em um ou outro caso em que não se forra, a pessoa reclama de sensibilidade — coloca-se um ácido, lava-se bem, aplica-se um adesivo, é hora de fotopolimerizar. Coloca-se a resina em muitas camadas e é feita a fotopolimerização.

Já nos dentes posteriores, a resina não suporta a força das mastigações. Nisso a grande revolução não funciona. Mas os dentistas adoram indicá-la por duas razões básicas:

1. É mais fácil trabalhar com a resina do que com a porcelana ou o ouro, e muito mais barato.
2. Como a resina não dura, o paciente retorna em pouco tempo ao consultório para refazer o trabalho, paga-se o preço por querer tudo branquinho.

Meus clientes habituais, para quem faço tudo em ouro, muitas vezes ficam dez anos ou mais sem aparecer no consultório e, quando finalmente vêm, as incrustações continuam lindinhas, perfeitinhas. São os meus dez anos de garantia, lembram-se? Hoje não existe quase técnica nas cavidades, simplesmente a resina que vai cimentar preenche os vãos das incrustações.

Esse negócio de modismo é curioso. A sofisticação da vez é a brancura absoluta. Se no passado a pele de gente linda e chique devia ser alvíssima, agora são os dentes que, quanto mais brancos, melhor. E haja clareamento! A pessoa sonha com o sorriso tantalizante que vê na tela de cinema ou nas fotos das revistas e exige que a prótese fique muito mais branca do que seria o seu dente de verdade. Só que, com a idade, os dentes — como acontece em tantos quesitos da vida — vão perdendo o brilho. Vão escurecendo gradualmente, é normal, é natural. Mas atendo pacientes mais velhos que querem o dente branco brilhante, completamente artificial, nem gente muito jovem tem aquele tom. E não adianta falar. Querem ridiculamente branco.

Vou dar um exemplo: há 18 anos fiz um trabalho para uma pessoa e usei a porcelana um pouco mais clara do que a coloração normal dela — selecionei a escala A 3, seus dentes eram A 3,5. Bom, passaram-se 18 anos, ela fez um clareamento e achou que deveria trocar o trabalho. Troquei, tudo bem, e quando chegou a hora de escolher o tom, tive de usar, a pedido dela, A1 — é cor de dente de quem tem 15 anos!

O cliente deseja? Pois não, a gente clareia. Na clínica, compramos recentemente dois aparelhos de laser moderníssimos, é o último grito em clareamento. Não sou eu quem o usa, geralmente é o Paulo quem faz.

Até entre os implantes generalizou-se um modismo. Antes de saber qual a melhor indicação para o caso, alguns pacientes querem que seja feito, rapidinho, o implante. Uma coisa é uma coisa, outra coisa é outra coisa, já ensina um versinho popular. Implante é uma maravilha, mas há momentos em que ele não é indicado. O importante, o fundamental, é que cada caso seja bem avaliado. Eu recomendo mais o implante em extremidade livre, quando a pessoa tiver todos os dentes da frente e no fundo, por exemplo, usa ponte móvel. Ou se o paciente não tem dente nenhum, principalmente inferior, então tem de fazer no mínimo dois implantes para se colocar uma prótese. Na minha opinião, não existe mais prótese inferior total, taí o implante para ajudar a resolver o problema. A dentadura superior até é suportável, porque o palato é fixo, pode sustentá-la. Na parte inferior não tem jeito, a língua solta. Então o melhor é correr para o implante.

Alguém perde um dente da frente ou do lado, se tiver dois dentes rígidos, bons, dos dois lados, é lógico que se faz implante. Se essa mesma pessoa perde um dente entre duas coroas, a situação é questionável. Aí prefiro a prótese. Um paciente meu perdeu todo o osso em um acidente, numa época em que não se fazia enxerto, tampouco implante confiável. Eu fiz uma ponte fixa. Muitas vezes a ponte fixa funciona melhor do que o implante. Vale lembrar que, embora bom, o implante, até hoje, pode não dar certo. Alguns trazem problemas. Três a quatro por cento dos implantes são perdidos, é o normal nas estatísticas. Ainda assim, o implante é maravilhoso — desde que, como já disse, seja indicado corretamente.

Como acontece com as resinas, o implante é a opção mais fácil para um profissional que não tenha grande habilidade para prótese. Basta colocar, é uma peça, outra peça que é rosqueada nessa e pronto, acabou. Não é necessário ter habilidade manual, é preciso apenas seguir as especificações e técnicas preconizadas. Quanto aos preços, variam demais. Em qualquer tratamento, o dentista deve pensar primeiro na melhor solução para o paciente, o dinheiro não pode determinar o que será feito. Implantes custam caro, especialmente os melhores, importados, como o sueco Brandmark e o americano 3I, que usamos nos nossos clientes. Ainda não aprovo os nacionais, embora bote fé que muito em breve surgirão bons implantes feitos por aqui.

Às vezes, alguns trazem problemas. Atendi uma pessoa com um implante de um material que eu nunca tinha visto. Ela vinha do Paraná, e o dentista de lá usou um implante argentino, foi o que me disse. Precisei remoldar, usando a peça que estava para fora da gengiva como se fosse um dente.

Há uma arte para cuidar de cada caso — lição essencial para um dentista.

Sou extremamente cauteloso com tudo, em particular com os materiais que escolho. Meu método é trabalhar com coisas seguras. Se eu troco o cimento que uso para forramento por outro cimento e ele começa a dar problema, fico apavorado. Gosto de ter certeza do que estou utilizando. Quando acerto um material de moldagem ou de cimentação, eu só vou mudar para outro depois que a coisa estiver muito provada e aprovada. Cimentei um trabalho de *attachment* (uma espécie de ponte móvel, sem grampo, que não aparece) para um colega com um cimento moderno, novo, que se soltou depois de 15 dias. Isso não pode soltar. Resultado: o trabalho estava completamente solto e eu coloquei tudo de novo. Ainda bem que soltou de vez, não apenas uma parte. Então limpei bem e cimentei com oxifosfato de zinco. Vai durar uns 20 anos, sem problemas.

Assim que surge um novo material, sempre tem gente anunciando que é uma maravilha. Você experimenta e não é o que imaginava, demora para secar, o paciente fica engasgado, não dá. Não quero me arriscar e muito menos permitir que o paciente corra riscos. Por isso não tenho vergonha de perguntar aos colegas o que há de bom entre os novos produtos. Ligo para quem faz pesquisas nas universidades e quero saber de tudo: estão fazendo testes? Como é que é? Quais os prós e os contras? Ou meus filhos e meu genro aprendem a respeito de algum lançamento, então vêm me contar, conversamos sobre o assunto. Leio os artigos nas revistas, mas mesmo assim vou com muita cautela, pipocam novidades o tempo todo.

O contrário também acontece: você experimenta um material uma vez, fica louco para usar de novo e, sabe-se lá por quê, ele sai do mercado. Coisas desaparecem, bons instrumentos vêm e vão, conforme a época. Usei muito a marca americana Health Co., comprava em grandes lojas deles em Miami, havia uma filial da empresa em cada cidade dos Estados Unidos, com depósitos enormes. Sumiu tudo. Em Miami também comprei muita coisa na loja da Bibi, uma turca falante e engraçada que vendia material odontológico, fotografava os clientes, uma figura. Não sei por onde anda. Minha primeira compra com ela foram pinças clínicas, dessas que seguram o algodão; usei e uso há anos. As que eu compro agora prendem mal, soltam mal. Saudades da Bibi. Agora tudo se vende por catálogo.

Enfim, além de ser bom no que faz, saber qual a melhor técnica para cada coisa, o dentista ainda precisa ficar atento aos materiais, aos instrumentos e até aos equipamentos. Há trambolhos que custam uma fábula, são revolucionários, mas de pouca utilidade prática. O laser, por exemplo. Usa-se muito pouco ainda para justificar a compra de um superequipamento. Além disso, para cada tratamento é preciso um aparelho de laser diferente. Tenho uns três mil clientes, trabalho há 40 anos e só usei a solda a laser duas vezes. O paciente tinha um *attachment*, com seis elementos em porcelana, e deixou cair a parte móvel, o grampo interno do trabalho quebrou.

O que fiz? Liguei com resina na boca uma nova moldagem, de silicone, e mandei para o laboratório Nicolau fazer a solda a laser. O cliente adorou, encaixou direitinho. Bem, é um situação rara, específica, não compensaria ter um aparelho a laser desses no meu consultório, é um investimento alto demais. Nesse caso foi a única solução porque, se eu fosse soldá-lo com um maçarico normal, queimaria o trabalho todo. O laser é mais delicado, sutil, posso soldar um só ponto sem afetar o resto. Mas a aplicação do laser é limitada. Nas obturações, dá para usá-lo apenas em dentes frontais, numa cárie na frente. Quem tem cárie na parte lisa do dente? Ninguém, toda cárie tem uma curvinha, e aí o laser já não serve. Agora, é claro que no futuro ele será cada vez mais aprimorado, será a grande solução.

Tanta coisa nova, tanta coisa para surgir, e até hoje ainda não apareceu nenhum material que revolucionasse mais a odontologia do que o flúor, o elemento primordial na saúde bucal, na prevenção de cáries. Já tentaram um monte de novidades, tentaram até inventar uma espécie de pó de dente que servisse para tudo. Os japoneses — quem mais? — pesquisavam materiais alternativos para eliminar o amálgama, o ouro, talvez até a porcelana, e chegaram a essa substância. Gastaram fortunas, estudaram anos e, ao que parece, o pó de dente não foi para a frente. A odontologia japonesa não avançou mais do que a do resto do mundo. Talvez uma grande revolução fosse um banco de dentes. O paciente que perdesse um dente iria até lá para pôr outro. Existe um banco de dentes na USP, mas o reimplante ainda não é uma realidade desfrutável. Os casos de reimplante que eu tentei na minha carreira não deram certo. Fiz dois, perdi os dois.

Mas o que interessa para a gente que ama a odontologia não muda nunca. A arte de ser um bom dentista é fazer com que o paciente goste do que vê no espelho. É sentir-se bem fazendo os outros felizes. Da hora da anestesia — eu anestesio com a maior delicadeza, os pacientes nem sentem nada — aos trabalhos mais complexos. Vale a pena ser reconhecido por qualquer caso e alguns são inimagináveis. Como um dia em que fui chamado ao Hotel Meliá para cuidar de um xeque árabe que estava com dor de dente. Perguntei como chegaram ao meu nome, e os funcionários do hotel me responderam que eles mantêm uma lista dos melhores profissionais de cada área para algum caso de emergência. Alguém me indicou lá como o melhor dentista. Se isso é verdade eu não sei, mas garanto que o xeque foi embora sem dor.

PARTE 2
REFLEXÃO ÉTICA

TUDO EM FAMÍLIA

Tem uma piada que diz que uma boa família é aquela que costumava ser melhor. A minha é boa, sim, e não sei dizer se já foi melhor. Por uma dessas delicadezas da vida, acontece de eu viver e trabalhar em família todos os dias. Às vezes é uma chatice, convenhamos. Desgaste demais. Também dá um orgulho danado e, até agora, tem funcionado, ainda que surjam umas discussões aqui e ali, uns berros de vez em quando, uns puxões de orelha quase sempre necessários. Papai, o primeiro Gualberto dentista, foi quem deu início ao clã, nos anos 40. Ele não me empurrou para o ofício — já contei que mamãe queria que eu fosse engenheiro—, ao contrário de mim, que seduzi meus quatro filhos ou, como eles gostam de dizer, convenci-os "por meio de uma indução saudável".

Desde pequenos, eu os levava ao consultório, às vezes dava uns dentinhos para eles aprenderem a furar, arrumei um jeito lúdico de atraí-los para a profissão. Com o caçula, o Fernando, fui ainda mais explícito no *marketing* pró-odontologia. Trouxe para ele dos Estados Unidos uma boneca numa cadeira de dentista, um brinquedinho bastante instrutivo. Um dentista de brinquedo enfiava um instrumento na boca da boneca — quando errava o alvo, ela gritava. O Fernando adorou. Além disso, eu sempre chegava do trabalho de branco, falando cheio de entusiasmo sobre o meu dia, eles me viam como herói. Bons tempos aqueles.

Quis que eles cursassem odontologia porque eles precisavam de um diploma, viviam cheios de dúvidas sobre o que fazer da vida. Propus que ao menos fizessem a faculdade. Se não gostassem, teriam concluído o curso com 22 anos e poderiam mudar, escolher outra carreira. Além disso, eu já estava com um bom nome, um bom consultório, poderia ajudá-los. Os quatro cravaram odontologia na hora do vestibular. Só minha única filha, a Roberta, descobriu que aquilo não era para ela. Chegou a cursar um ano, mas acabou trocando a carreira da família pelo direito. Eu quis morrer, claro, mas fazer o quê? Hoje ela está se dando um tempo para cuidar dos dois filhos pequenos.

Já o trio de meninos veio dar o toque final na afinação do nosso coro. Em comum, todos temos a paixão pelo trabalho e, modéstia à parte, os currículos bacanas: Paulo, o único ambidestro, esbarrou nos métodos tradicionais de tratamento de canal e sacudiu a poeira com seu estilo mais direto, inovador e eficiente de endodontia; Sérgio, o mais falante, ótimo periodontista, sabe tudo de tecidos e é um homem com uma missão: ensinar todo mundo a escovar os dentes corretamente, o que resulta em gengivas saudáveis e bocas bem cuidadas; e Fernando, o mais parecido comigo no jeito de trabalhar, faz prótese sobre implante, é o único que ainda não fez pós-graduação, mas fará, e tem mão de ouro para os dentes. Não posso esquecer do meu pai, que, embora trabalhe pouco agora, aos 89 anos, ainda pinta sempre na clínica às segundas, terças e quartas, e é um representante de uma odontologia artesanal, quase poética, quando se fazia de tudo um pouco.

Graças à especialização de cada um, temos uma clínica completa. O paciente chega e pode fazer tudo o que for preciso aqui mesmo. Além dos meus filhos, conto com meu genro, Alexandre Manzano Corrêa (ortodontista, marido da Roberta), e minha nora Fabiana Turkieniez Nogueira (odontopediatra, mulher do Fernando). Os dois são ótimos. Confio plenamente na capacidade de todos. Meus filhos, principalmente, tiveram oportunidades que eu jamais sonhei ter. O Sérgio e o Paulo foram estudar fora, pude pagar isso para eles. Quando Sérgio estava no quarto ano, mandei-o a Chicago para fazer um curso de oclusão na universidade, depois foi para San Antonio. O Paulo foi para Boston com o Adelino e mais tarde fez vários cursos na Flórida.

Quando se formaram, pedi para cada um passar cinco anos acompanhando os maiores especialistas das áreas que escolheram. Não queria que grudassem em mim, eu não posso saber tudo. Eles deveriam aprender com os *experts*. Assim, o Paulo passou um ano e meio com o endodontista Mario Zuolo. O Sérgio aprendeu periodontia e implante com Vicente de Souza Pinto, o homem que trouxe o implante sueco Brandmark, o melhor do mundo, para São Paulo. Para o primeiro curso que deu sobre implante, quando chegou da Suécia, o Vicente convidou um grupo restrito de pessoas, e eu estava lá. E o Fernando estudou e trabalhou com um protesista *top* de linha, o excelente Marco Antônio Bottino. São todos meus amigos, e agradeço sempre de coração a cada um deles. Sem o seu apoio, meus filhos não estariam onde estão.

Com esse reforço precioso, eles trouxeram o frescor e as pitadas de novidades necessárias para o meu estilo, considerado clássico pela turma de hoje. E, como filhos que são, carregaram junto o conflito de gerações. Quando eram mais jovens, o Paulo e o Sérgio, deslumbrados com as inovações, falavam para a mãe deles que eu não sabia nada. Fiquei magoadíssimo, mas como já dizia o cronista Paulo Mendes Campos, tudo neste mundo passa depressa e não tem a menor importância. Hoje, por experiência própria, meus filhos não só têm o maior respeito pelo meu trabalho como admiram minha técnica. Esse é o maior mérito de se trabalhar em família: reduzir qualquer um de nós, por mais cheio de vento, a nós mesmos. Bem, os conflitos vão e podem voltar. Quando eles aprenderam tudo sobre superesterilização e, além de esterilizar, passaram a embalar cada instrumento, eu virei o porquinho da família. Não embalava. De um ano para cá, o porquinho aqui aprendeu a embalar. É uma vida dura.

Existe uma competição velada entre nós. Quando pescamos juntos, se eu pego mais peixe eles ficam loucos da vida. Se jogamos bola ou tênis, a mesma coisa: nenhum de nós suporta perder. Com o meu pai também foi sempre assim, um quer desafiar o outro. No consultório, esse espírito vira e mexe está no ar. Fazemos uma reunião uma vez por semana, das 19h30 às 21h, para discutir desde o orçamento da clínica até casos de pacientes ou o caminho que vamos seguir na carreira. É um balanço semanal de como vão as coisas. Na verdade, é uma gritaria, somos todos exaltados, é uma família passional como aquelas de comédia italiana.

Costumo dizer que, se eu soubesse que ia ter tanto trabalho para manter a união da família, não teria incentivado todo mundo a virar dentista. Mas me derreto quando os outros aplaudem o nosso trabalho. Saímos em reportagens contando como é trabalhar em clã. É nesse ritmo sacudido e saboroso que balança nosso dia-a-dia, somos todos iguais nessa dança, todos Gualbertos (quis a mãe deles repassar o nome a cada um). Orgulhosamente, apresento a banda com a qual divido a cena — e, de certa forma, mostro como funciona cada especialidade.

O Gualberto pioneiro

Papai formou-se dentista em 1948. Era técnico de laboratório na Escola Paulista de Medicina desde 1938, quando fazia as lâminas do laboratório de citologia. Ao sair da USP já tinha um belo currículo como professor universitário e um consultório pequeno e bem montado na avenida Rio Branco, para onde, como vocês já sabem, eu fui assim que me formei. Papai deixou a vida na universidade para montar o serviço odontológico da Ultragaz em São Paulo, no Rio e em Porto Alegre — um conjunto de cinco ou seis consultórios.

Sua maior preocupação sempre foi fazer o melhor. Também sempre se cercou de profissionais de primeira. E é determinado, sujeito que não desiste do que quer. Às vezes, mal-humorado,

Arquivo pessoal

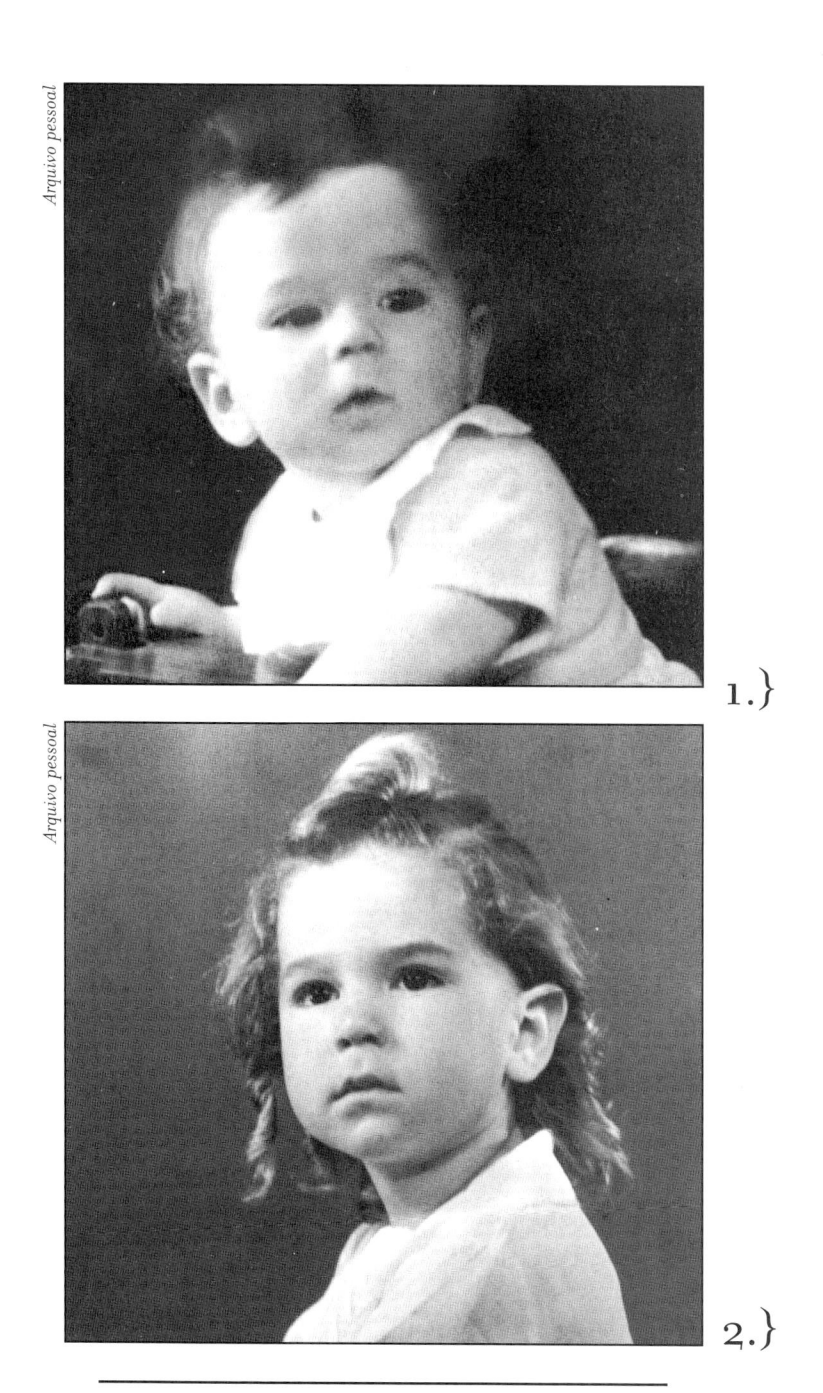

1.}

Arquivo pessoal

2.}

1. Eu, aos 6 meses, numa sessão de fotos **2.** Aos 3 anos, mais uma vez fazendo pose.

{3.

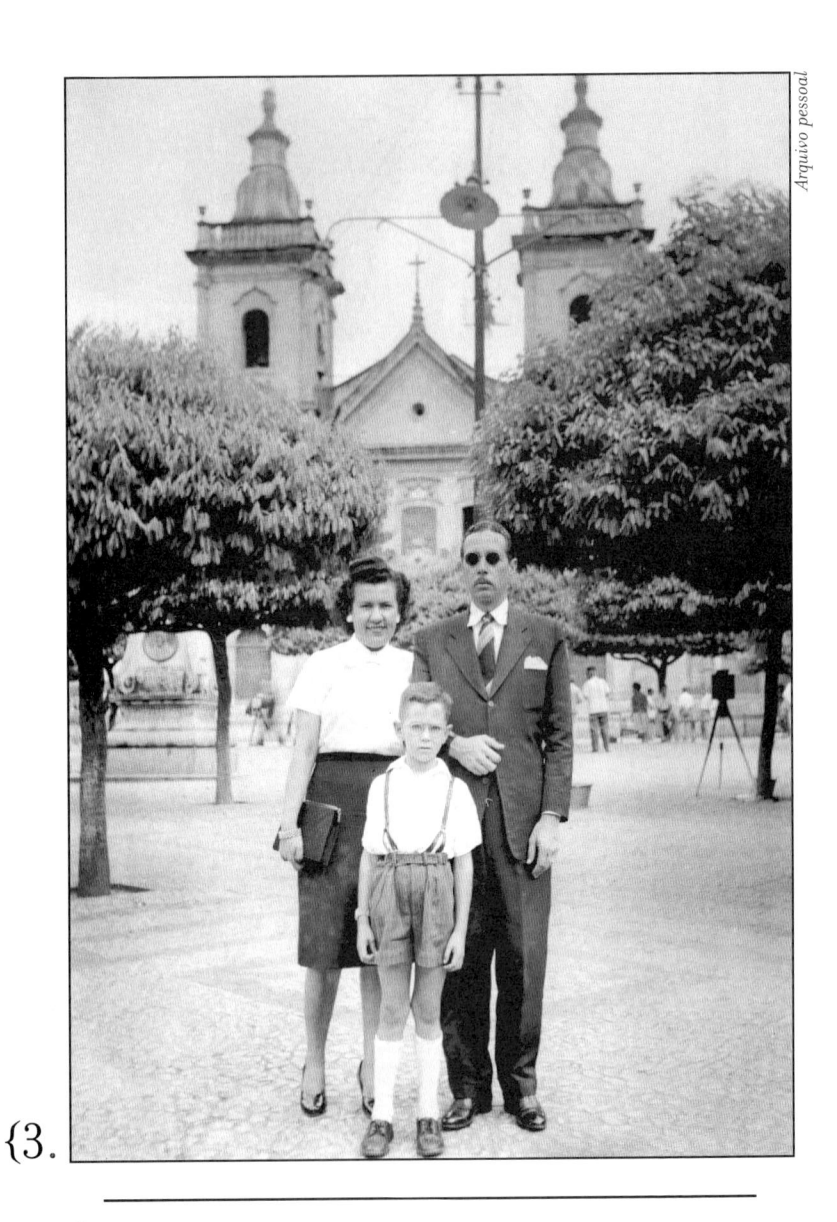

3. A caminho do Rio de Janeiro, parada obrigatória em Aparecida do Norte, com meus tios Nery e Hilda.

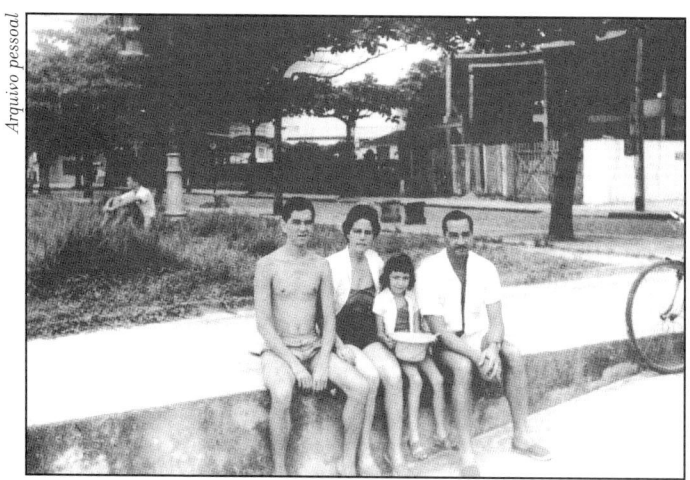

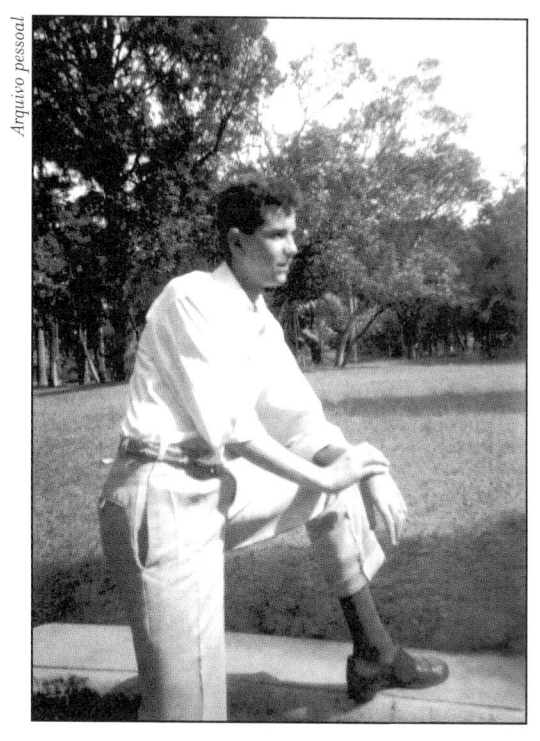

4. Natal em Santos, com meus pais e Vera Lúcia, criada por minha mamãe até os 16 anos **5.** Aos 14 anos, na Quinta da Boa Vista, Rio de Janeiro.

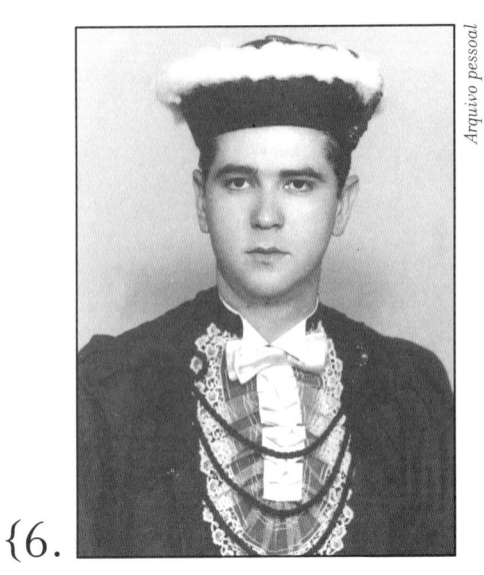

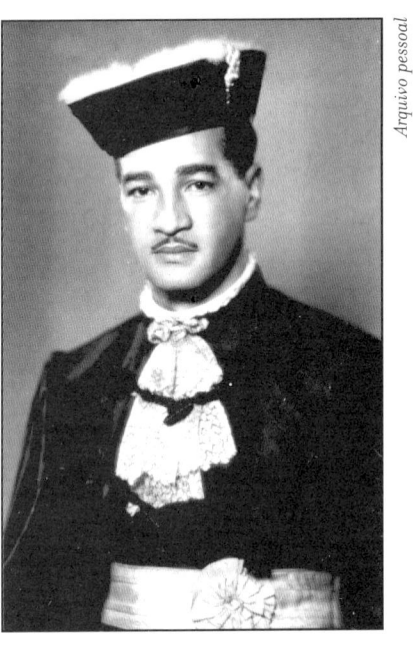

6. Eu, de beca, na formatura do colegial, em 1958 **7.** Formatura do primeiro dentista da família, meu pai, em 1948.

Arquivo pessoal

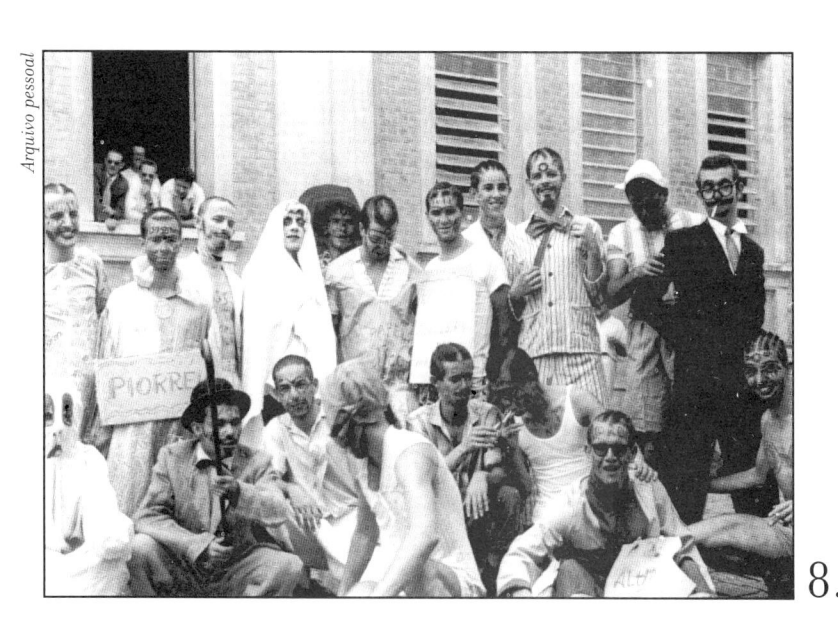

8. Minha turma no trote dos calouros na Faculdade de Odontologia da Unicamp de Piracicaba, em 1959. Eu sou o 5º em pé, da direita para a esquerda.

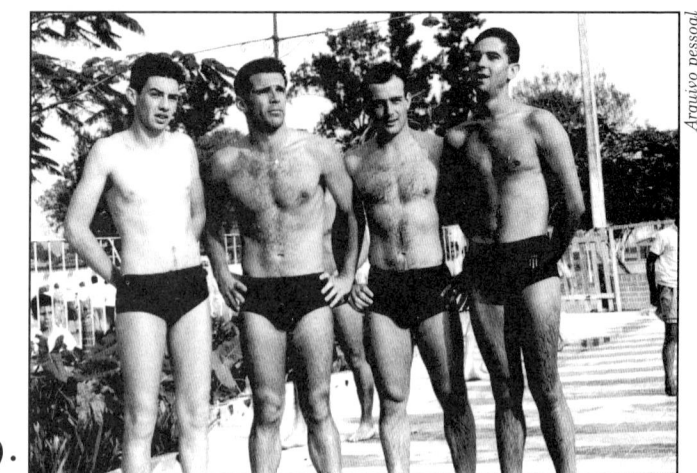

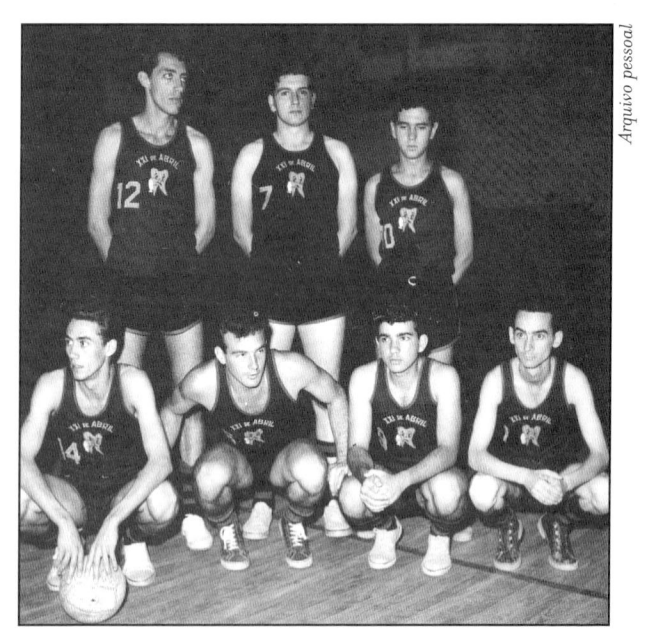

9. Em pose olímpica, nosso time de pólo aquático e natação da faculdade. Da esquerda para a direita: Maurício, Nivaldo Gonçalves, Orestes Benatti e eu **10.** Time de basquete da faculdade. Eu estou de pé, à direita. Nascimento, o camisa 12, chegou a pivô do XV de Piracicaba.

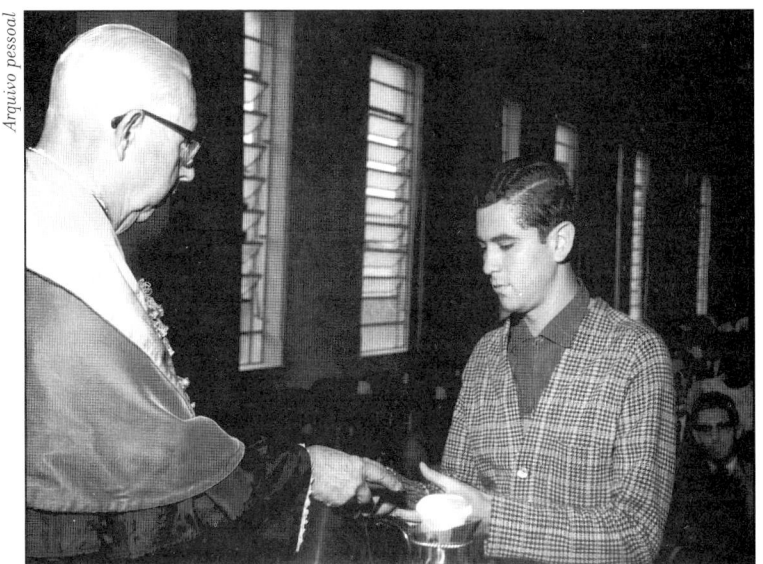

11.}

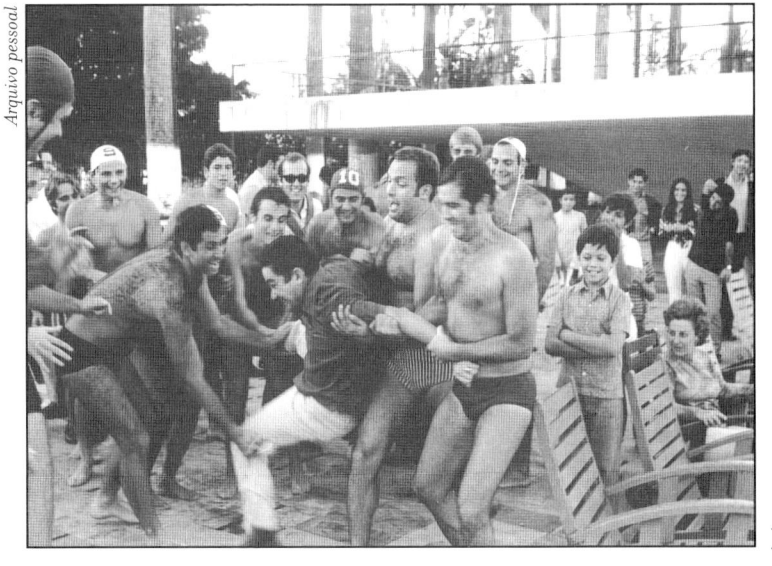

12.}

11. Recebendo o prêmio Professor Arnaldo Amado Ferreira de melhor aluno de odontologia legal, em 1962 **12.** Comemoração no Clube Pinheiros, em São Paulo, pelo heptacampeonato paulista de pólo aquático. Nosso técnico Vavá não poderia ficar de fora.

Arquivo pessoal

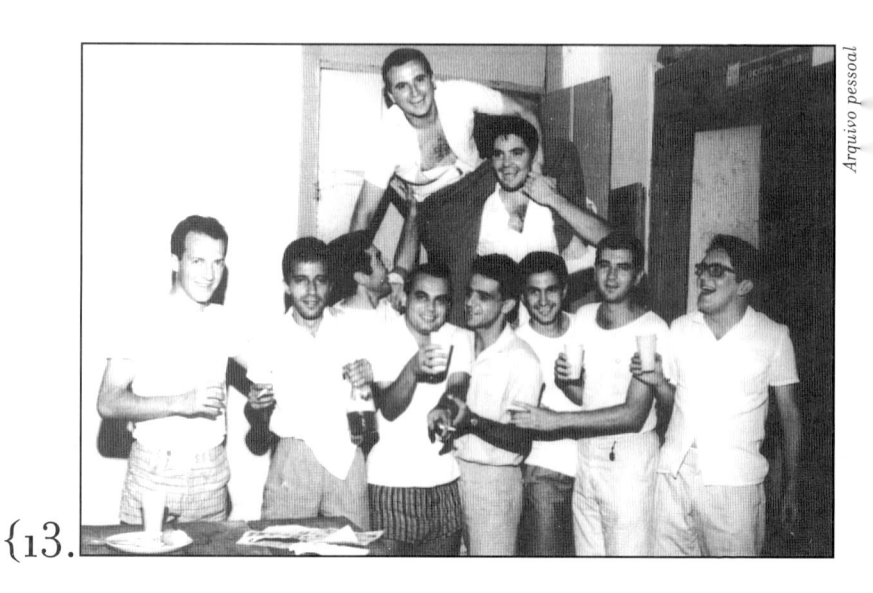

{13.

13. Uma das várias festas na "Longe da Mamãe", nossa república de estudantes em Piracicaba.

Arquivo pessoal

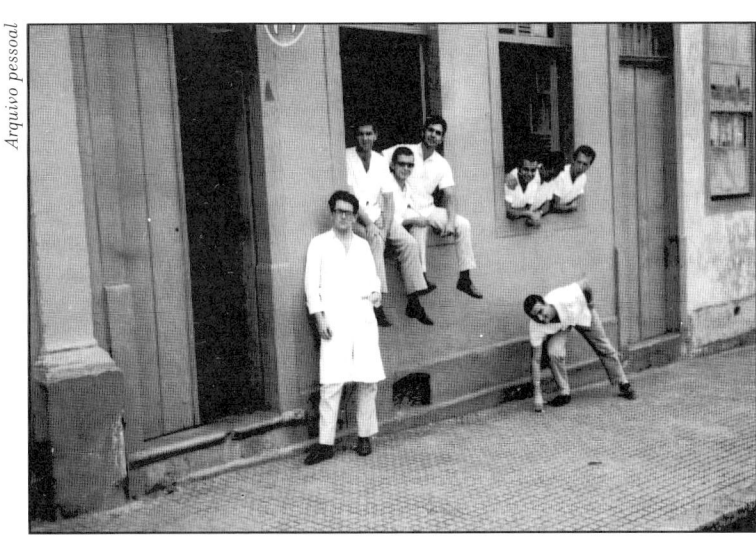

14.}

14. Fachada da sempre animada "Longe da Mamãe". O símbolo da república, como se vê parcialmente na parte superior da foto, era um dente.

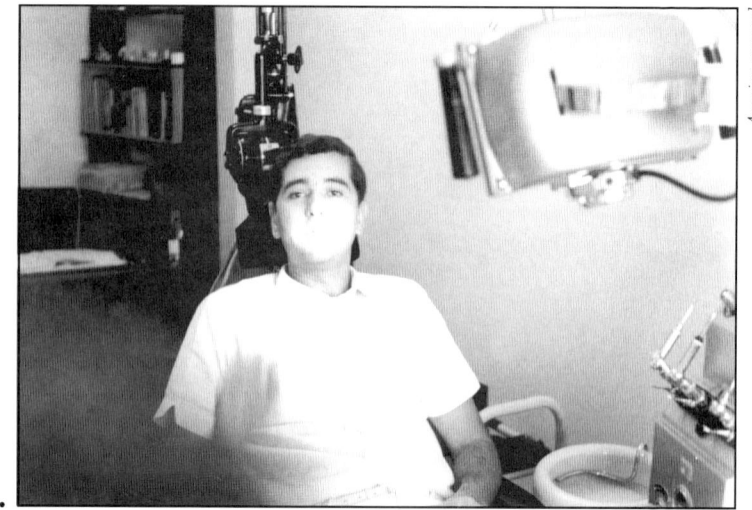

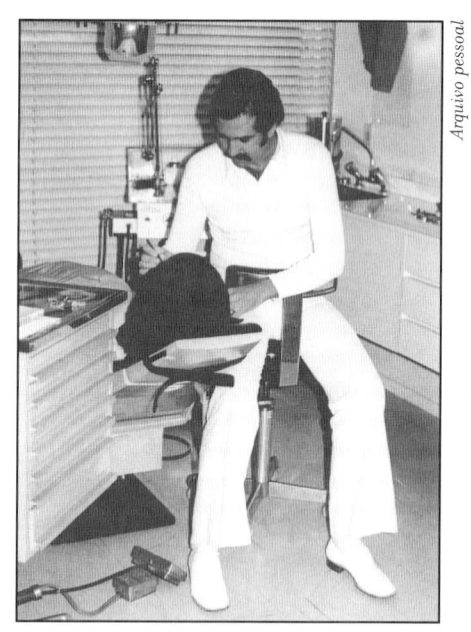

15. "O feitiço contra o feiticeiro". Eu na primeira clínica dos "Gualberto", em 1967, na avenida Brigadeiro Luiz Antônio **16.** Em um dos meus raros momentos de bigode, atendendo no consultório da avenida Paulista no início dos anos 70.

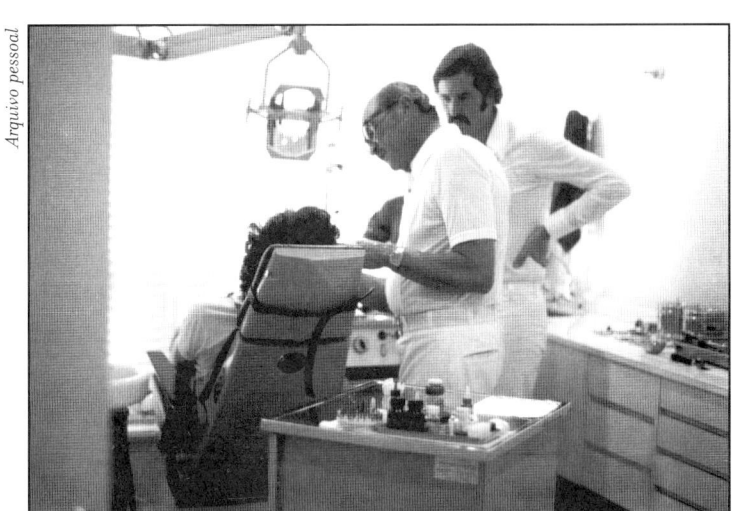

17.}

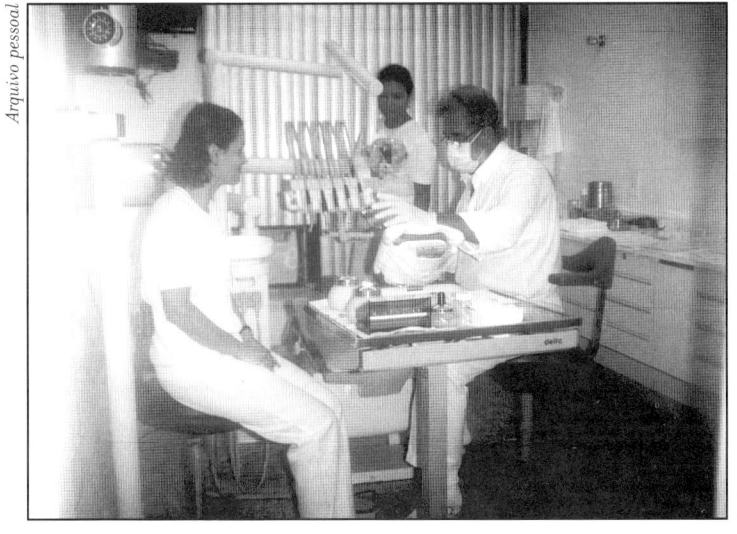

18.}

17. Lição de mestre. Papai e eu atendendo um paciente
18. Minhas fiéis assistentes Cida (sentada) e Lígia (em pé).

{19.

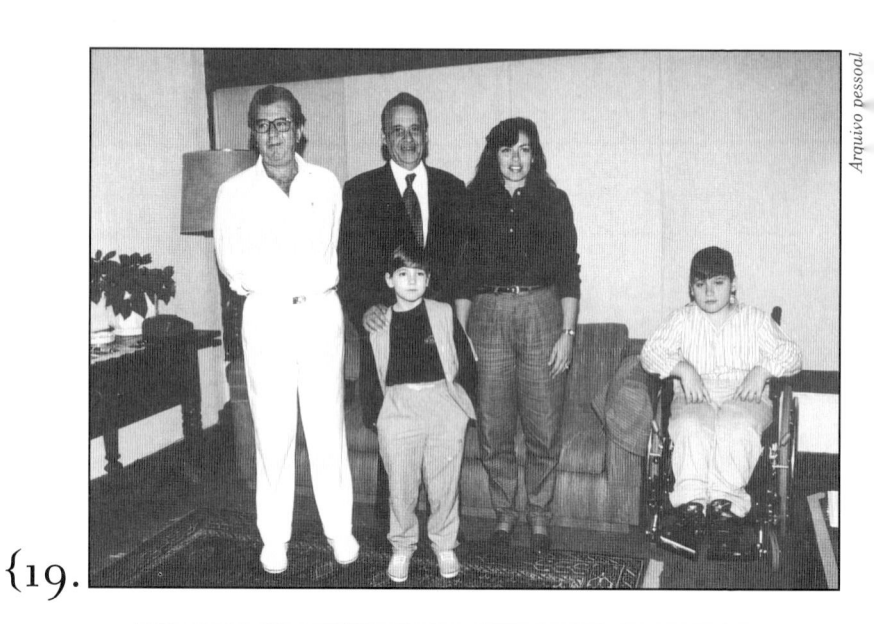

19. Atendimento presidencial em 1996. Eu, Fernando Henrique Cardoso e minha esposa Heloísa com seus filhos Giovanna e Franco.

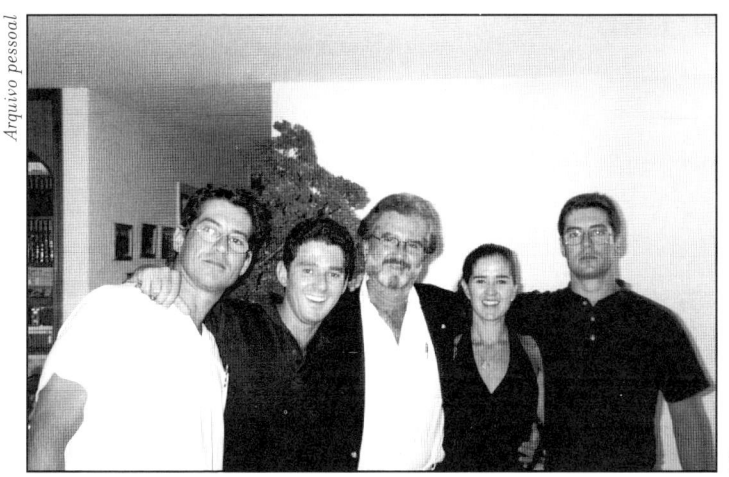

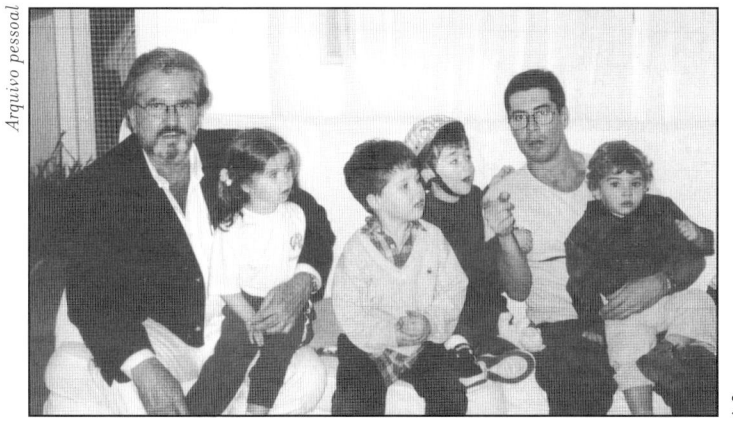

20. Com meus queridos filhos Sérgio, Fernando, Roberta e Paulo **21.** Eu, já vovô, com meus netos Bruna, Felipe, Vitor e Artur (no colo de meu filho Paulo).

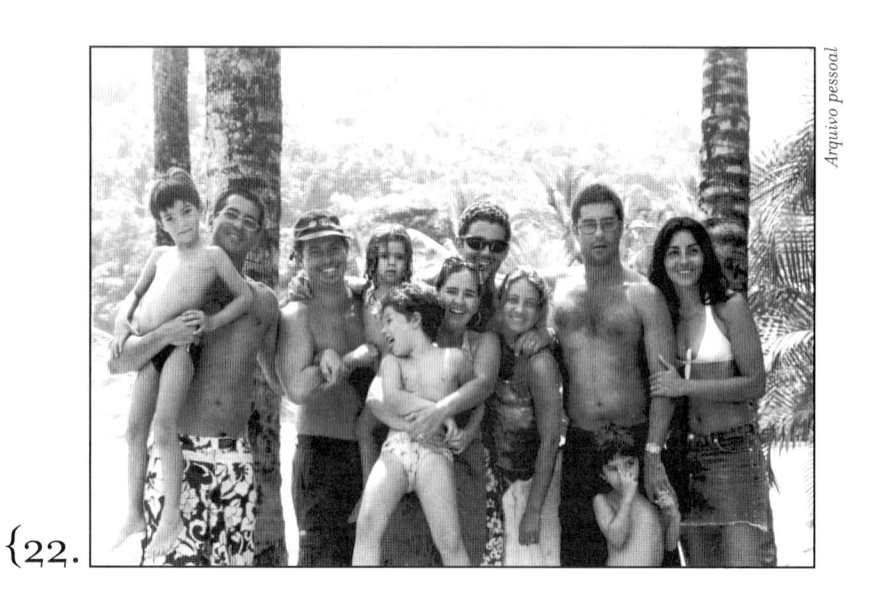

22. Carnaval de 2003, família reunida na casa do Guarujá: Vitor, Sérgio, Alexandre, Bruna, Felipe, Roberta, Fernando, Fabiana, Paulo, Artur (no chão) e Priscila. Esqueceram de mim!

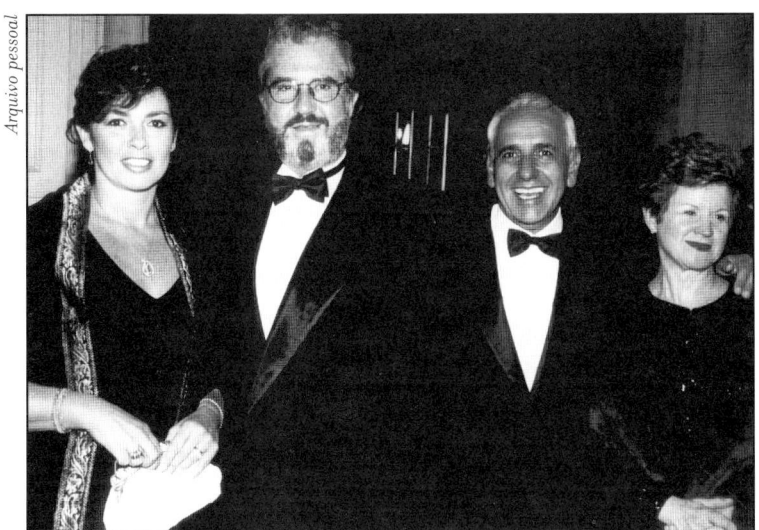

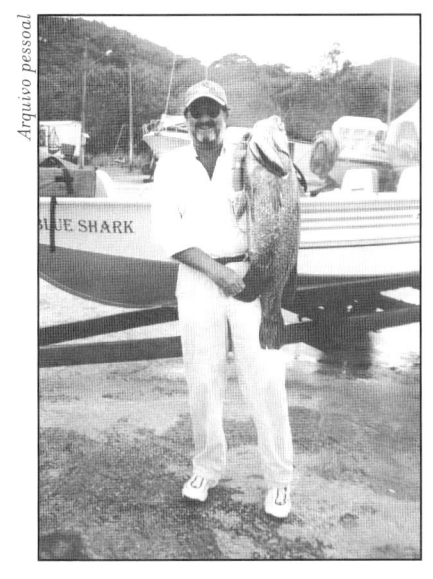

23. Heloísa e eu com os amigos Gilberto e Cidinha Cortese na festa "Agulhas da Alta Moda Brasileira", em 2001, evento para angariar recursos para a Apae-SP **24.** Momento de pescador, que não é mentira: o tejereba que pesquei a bordo do meu barco *Blue Shark*.

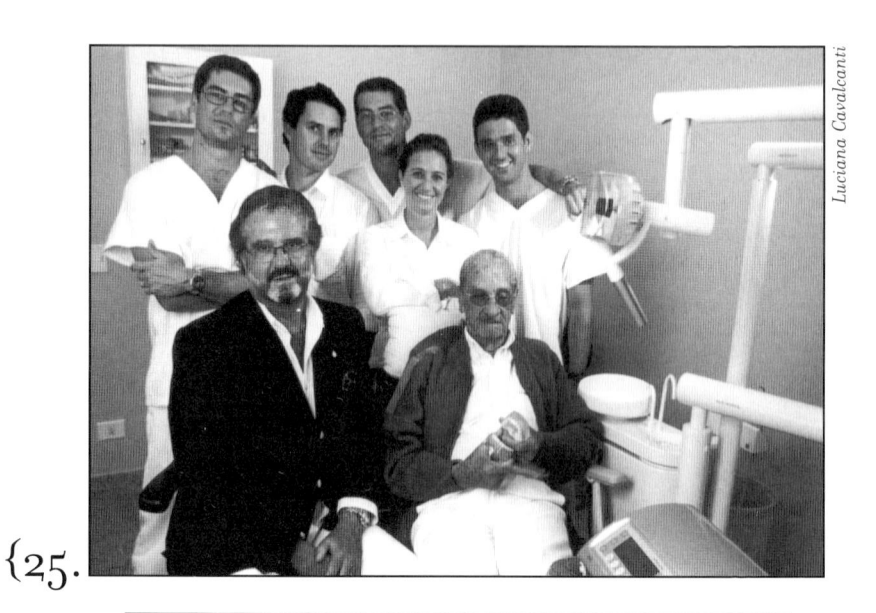

25. A tropa de elite. No consultório do Morumbi, em 2002. Em pé: Paulo, Alexandre, Sérgio, Fabiana e Fernando. Sentados: eu e papai.

deixa escapar um temperamento de velhote de filme do neo-realismo italiano. Mas sempre ardeu em perseverança. Entrou na USP como um simples técnico de citologia e, para crescer dentro da universidade, decidiu estudar odontologia. Saiu de lá dando aula. Lecionou durante muitos anos, tem diversos trabalhos publicados na área de genética. E era queridíssimo na USP, a ponto de o chefe do departamento, André Dreyfuss, ir passar um ano nos Estados Unidos e nos deixar morando, durante esse período, no seu apartamento, na rua Brigadeiro Tobias.

Não sei onde papai arranjava tempo: trabalhava oito horas por dia na faculdade, tinha cinco horas diárias de aula e ainda participou da diretoria da Fupe (Federação Universitária Paulista de Esportes), na área de saltos ornamentais. Foi com ele que aprendi a amar esportes. Papai era bom em saltos, competiu com os feras da época, como o Oswaldo Fiori, campeão sul-americano de outrora. Ser duro na queda é coisa de família: ele nasceu numa fazenda no Rio de Janeiro, onde minha avó criou os dezesseis filhos, onze meninas e cinco meninos. Todos já se foram, só ele sobrou. Todos com nome do santo protetor do dia em que nasceram. Meu pai nasceu no dia de São João Gualberto, mas já existia um João na cria, então restou-lhe apenas o nome Gualberto.

Gualberto, o primeiro, está com 89 anos, todos nós pedimos que pare de trabalhar, mas ele insiste. Gosta de prótese, como as pontes móveis, apesar de vir de um tempo em que não existia especialização, aprendeu a fazer de tudo. Como eu, detestava endodontia. E, ao contrário de mim, prefere não atender crianças, porque, na sua opinião, mexem-se muito e atrapalham a concentração. Ele vem três vezes por semana ao consultório, chega às 7h da manhã. A sala dele é no sexto andar, ao lado da do Paulo. Tem uma secretária, que fica louca com suas manias de arrumação. Se uma caixinha estiver fora do lugar, o homem tem um troço.

Nos fins de semana ele vai para o Guarujá, onde vive sua segunda mulher, Miriam, mais o meu meio-irmão, Eduardo, de 34 anos. Ela tem um hotelzinho lá na praia, o filho se formou em odontologia em Santos e trabalha no consultório no Guarujá que papai montou para ele, mas não deslanchou na profissão, mesmo com o nosso apoio. Vamos ver no que vai dar.

Como já viu tudo, papai ainda tem ótima intuição. Pressentiu bem antes de mim que o implante tinha vindo para ficar. Demorei a acreditar porque os implantes eram muito ruins no início, mas papai vislumbrou futuro na técnica. Não por acaso, a tese de mestrado do Sérgio foi dedicada a ele, ao *vô* Gualberto.

Paulo, o endodontista

Eu achava que o Paulo, por ser inteligente e hábil como um Houdini com ambas as mãos, tinha condições de dominar tudo em clínica geral. Ele me enganou. Partiu para a endodontia, em que é craque. Na verdade, ele me enganou de outras maneiras também: falou que iria estudar em Washington, até emprestei um pulôver de *cashmere* para ele, e Paulo simplesmente se mandou para o Havaí para surfar. Comecei a me perguntar se ele não seria um caso perdido. E lá vêm mais surpresas: fez mestrado, brilhou, trata canal divinamente. Boa parte do mérito disso é de Mario Zuolo, o seu guru da endodontia. Quando Paulo começou a aprender a fazer canal, o Zuolo deu uns cem dentes para ele cortar de todos os jeitos: longitudinal, transversal, diagonal etc., o que o fez conhecer toda a estrutura do dente. Na faculdade, eu fiz o mesmo, mas não em cem dentes. Talvez em dois. O Zuolo empurrou seu aprendiz para ser mestre.

No ano e meio que passou no consultório do Zuolo, Paulo percebeu que o que havia aprendido na faculdade estava para lá de ultrapassado. Espécie de ovelha negra no meio acadêmico por suas idéias avançadas, Zuolo estudou as técnicas de ponta nos Estados Unidos. Hoje dá aulas numa associação mostrando seu estilo americano e revelando como o ensino de canal nas faculdades brasileiras está desatualizado. Por aqui, os novos conceitos costumam ser apresentados nos caros cursos de especialização. Ainda assim, nem todos são bons.

Fascinado pelas novas técnicas, Paulo esteve várias vezes nos Estados Unidos e ficou bobo de ver que lá qualquer frentista de posto de gasolina não só sabe o que faz um endodontista como tem o seu próprio. E aqui muitas vezes atendemos advogados e outros bons profissionais que desconhecem o significado de endodontia. O tratamento de canal nas nossas bandas carece de maior reconhecimento. Bom, meu filho vive dizendo que pretende fazer o doutorado e trabalhar nos Estados Unidos, onde os salários começam em US$ 250 mil por ano. Conversa com seu melhor amigo, o Leandro, professor numa universidade americana, quase toda semana. Sabe tudo de novo que acontece por lá. Não quero que ele vá, claro. Já o segurei duas vezes: quando quis fazer o mestrado nos EUA e numa ocasião em que cismou de morar em Florianópolis. Se ele sair daqui, vai fazer muita falta. Como filho e como profissional. Paulo cuida de canais muito bem, será difícil arrumar outro assim. Eu teria de voltar ao modo como costumava trabalhar antes de ele se formar: passando o canal para terceiros, fora da minha clínica.

Afinal, por que os canais dos endodontistas americanos são melhores que os nossos? Porque se baseiam em dois pontos fundamentais para livrar o dente das infecções: a limpeza absoluta e a modelagem do canal. Para isso é preciso isolar completamente o dente, alargar o canal e acompanhar a sua curvatura original com os instrumentos adequados. Numa única sessão limpa-se e trata-se o canal, com broca e motorzinho, tudo rápido, sem transtornos para o paciente, tampouco dor de volta. Nada de entupir a pessoa de remédios.

Acontece que a técnica tradicionalmente usada por aqui chama-se tratamento endodôntico pelo movimento de limagem, ou seja, o dentista raspa o canal com um instrumento que corta nas pontas, limando as paredes internas da raiz. Há muitos anos já se fala na América que não se deve raspar porque o canal não é reto, ele tem curvaturas. A limagem leva ao erro, já que o dentista utiliza instrumentos que não seguem as curvas do canal, tende a desviar, e o tratamento fica incompleto. Isso obriga o paciente a muitas e torturantes sessões, o canal não fica totalmente limpo, então é preciso recorrer a vários medicamentos para limpar. Mas o que cura não é o remédio que você põe no dente, e sim a sujeira que você tira. Paulo provou isso na sua tese de mestrado, que contém 165 trabalhos referendados, dos quais apenas 15 são nacionais. Acabou metendo-se numa polêmica, alegando que os professores mais antigos das universidades brasileiras insistem na endodontia antiquada, desde a técnica até o uso dos instrumentos incorretos.

Paulo trata o dente numa sessão única, não importa se o canal está com a polpa viva ou morta. Limpa tudo muito bem, trata o canal com broca adequada e motor e fecha o dente num dia só. É incrivelmente rápido, eu mesmo fico bobo de ver o motorzinho acompanhando a curvatura do dente, tudo num minuto. O paciente fica aliviado. Não precisa retornar, não sente dor. Bem, até hoje o que o meu filho mais faz no consultório é corrigir canais dos outros. Setenta por cento dos casos que ele recebe são de canais que já foram feitos e deram problema. Às vezes são recentes e assinados por professores famosos que ainda utilizam o método antigo.

Ele começou a pôr o novo método em prática quando deu aulas na Unip (Universidade Paulista). Fazia um estágio na USP e acabou convidado para a cadeira de prótese na Unip, dentro da área de clínica geral. Até então, o paciente que se tratava na faculdade levava meses para conseguir vaga na endodontia. Para agilizar a coisa toda, Paulo foi chamado para tratar canais dentro da área de prótese na faculdade. E tornou-se professor substituto. Hoje não dá mais aulas. Enquanto lecionava, batia na tecla da limpeza total do canal. Para ser realizada com sucesso, é preciso que o dente seja absolutamente isolado. Se entrar uma bactéria, o tratamento fica comprometido. Quando não se faz o isolamento absoluto, o paciente vai tratar o canal, sente alívio dos sintomas e depois, sem saber, pode perder o dente ou até mesmo ter uma infecção crônica. Hoje sabemos que um quarto das sinusites crônicas têm origem em canais malfeitos. A infecção do canal segue para o osso, e alguns dentes são muito próximos do seio maxilar — daí a sinusite.

No momento Paulo trabalha como endodontista para vários profissionais, não se restringe aos pacientes da nossa clínica. Ele se instalou num consultório no sexto andar, um abaixo da nossa clínica na avenida Paulista, justamente para atender os que vêm recomendados por outros dentistas. Nem diz que é meu filho. Já na clínica do Morumbi ele só trata dos nossos casos, claro. Como é terceirizado, ele não convive muito com outros dentistas, e sim com os pacientes. Conhece a saúde deles como se fosse um médico. Pede — como meus outros filhos e os melhores dentistas das novas gerações — um histórico de saúde completo do cliente, a chamada anamnese. Por meio da radiografia digitalizada e da biografia de saúde do paciente, é possível saber se ele tem alguma alergia, hipertensão, síndromes crônicas etc. Quando uma pessoa tem um problema de coração, toma anticoagulantes e a gente não sabe, ela pode ter uma hemorragia. A nova geração *top* de dentistas demonstra a preocupação total com a saúde. Insiste na superesterilização, na embalagem de cada instrumento, nas toucas nos cabelos, no máximo de cuidado.

É engraçado repetir tudo isso que parece óbvio, mas a esterilização total é coisa nova. E rara. Eu mesmo, já confessei, não embalava os instrumentos antes de levar um puxão de orelha dos meninos. Até me faz lembrar absurdas histórias da medicina do século XIX, quando os médicos como Semmelweis, um húngaro que sugeriu aos colegas que lavassem as mãos antes de examinar as parturientes, eram considerados loucos. As mulheres morriam de febre após o parto e ele insistia na higiene, mas ninguém o levou a sério. Tudo bem, é um exagero, hoje não seria assim, mas não deixa de ser curioso pensar que muita gente ainda dá pouca atenção ao isolamento absoluto do dente como o meio mais eficaz de combater as infecções. O trabalho primoroso do Paulo só prova que ele está no caminho certo.

Sérgio, o periodontista

Sérgio, gêmeo do Paulo, é um homem com uma missão: ensinar o mundo a escovar corretamente os dentes. Onde o meu filho estiver, angaria mais uma alma para uma aula de escovação. Já foi a programas de televisão, já parou para ensinar mocinhas sorridentes no Havaí, já ensinou a pacientes de todas as idades e perfis como se deve posicionar a escova e o fio dental. No começo dessa peregrinação messiânica, nem eu tinha tanta fé no seu método didático. Sim, sempre falei aos pacientes sobre a importância da higiene dental, mas não poderia supor o quanto essa aula do Sérgio seria eficaz para o tratamento de problemas de gengivas. Quem aprende não esquece.

A maioria das pessoas tem a gengiva doente e nem sabe. A maioria das pessoas não foi educada para escovar mais a gengiva do que o dente, tampouco sabe usar com maestria o fio dental. Sérgio ensina. Para falar sobre o trabalho dele, vou recorrer à sua didática — meu filho é o bom de prosa da família — e começar pelo bê-á-bá da boa escovação diária.

    Antes de mais nada, é importante que a escova de dentes seja macia, de cerdas retas, e esteja limpa e seca. Não se molha a escova, porque isso diminui o atrito, e a espuma atrapalha a ação da limpeza. Deve-se colocar uma pequena (bem pequena, mesmo) quantidade de pasta, algo menor que uma ervilha. O tempo de escovação aumenta e torna-se muito mais eficiente com menor quantidade de pasta. Pega-se na escova de forma leve, sem pressão, sem força. Posiciona-se a escova num ângulo de 45 graus em relação ao dente e à gengiva e, com movimentos de baixo para cima (na arcada superior), de cima para baixo (na inferior), limpar especialmente a área entre o dente e a gengiva. É ali que se deposita a maior quantidade de bactérias. Não se deve escovar com força porque assim pode-se machucar a gengiva, vai esfolar, vai doer, e quando isso acontece a pessoa logo diminui a escovação. Portanto, suavidade. O que conta é a posição da escova. Pare em cada dente, conte até dez movimentos no local, repita a operação até sentir os dentes lisinhos. No total, a escovação dura uns vinte minutos.

    O fio dental também tem lá sua técnica: enrole o fio nos dedos médios e use um pedaço curto para passar entre os dentes, formando um *v*entre um e outro, de modo que o fio alcance tudo. Com os dedos indicadores, você ajuda a empurrar o fio para dentro do sulco, limpando tudinho. Se você não souber usar o fio dental, vai empurrar a placa bacteriana para dentro da gengiva. Aí ela pode ficar vermelha, sangrar. Sérgio explica tudo isso direitinho. E ensina que quem tem a escovação boa passa a perna nos problemas, inclusive os hormonais.

    Com essa aula simples, esclarecedora, e um jeito todo especial para papear com os seus pacientes, Sérgio vem conseguindo resultados incríveis na prevenção de problemas e na recuperação de gengivas doentes. Ele tira o tártaro acumulado com cureta manual, e a manutenção cabe ao paciente. Ou seja, o tecido gengival ganha nova vida e o paciente, feliz, tem ativa participação na melhora da sua saúde bucal. Tem o controle sobre sua própria boca. Os exemplos bem-sucedidos do meu filho são muitos, como o caso de uma paciente de 38 anos, recomendada ao Sérgio pelo dentista dela. A moça, desesperada, achava que precisava arrancar todos os dentes e colocar uma dentadura. Isso foi em 1993. Sérgio limpou o tártaro e ensinou a escovação. Ela ainda tem todos os dentes e está muito mais saudável.

Claro que não é apenas a escovação correta que assegura uma boca sem retração gengival, bolsas ou outros problemas periodontais sérios. Mas é o passo mais importante. Qualquer leigo ficaria surpreso se soubesse quanto o simples ato de escovar bem os dentes pode fazer por um sorriso. Há diversos problemas relacionados à gengiva, seja pelo acúmulo de placa bacteriana (por escovação errada), seja pela fricção exagerada com escova de cerdas duras, ou pelo trauma oclusal (força excessiva sobre os dentes causada por má posição dentária). Eles provocam retração da gengiva, um deslocamento que expõe a raiz do dente, ou a formação de bolsas de pus (quando o tártaro acumulado se infiltra na raiz e na gengiva). Depois que o dentista trata disso, os problemas não voltarão se o paciente fizer a sua parte, com a perfeita higiene diária.

Quando o problema é de oclusão, por má disposição dos dentes, restaurações irregulares (mais altas ou mais baixas do que deveriam ser) ou bruxismo (o paciente range os dentes durante o sono), Sérgio recomenda o uso de uma placa miorrelaxante, feita de acrílico, que engana a articulação cansada, como se a oclusão fosse perfeita. Afinal, o que normalmente acontece com a gente? Por estresse, perda de dentes, tensão na hora de dormir, costumamos ranger os dentes, desgastando-os e mordendo errado.

O próprio Sérgio usa uma placa para dormir, agitado que é. Não range os dentes, que não vão ficar desgastados, então não terá retração de gengiva. É mais um ponto no seu importantíssimo trabalho de prevenção.

Outro ponto do seu empenho missionário que não posso esquecer é a luta contra o cigarro. Sérgio engajou-se na campanha "sorriso de fumante dura pouco". Está certíssimo. Quem fuma está muito mais sujeito às doenças periodontais, porque o tabaco diminui a resposta imunológica às bactérias. O cigarro acaba com a gengiva. Os efeitos daquele cigarrinho na boca que parece dar charme são devastadores — do mau hálito à perda dos dentes, até o câncer. Se o paciente não se convence disso, Sérgio, numa acolhedora intimidade com quem senta na sua cadeira, dá uma verdadeira explanação a respeito dos malefícios da nicotina. É difícil sair do seu consultório sem mudar de idéia e abandonar o cigarro de vez.

A atuação do Sérgio em prol da saúde bucal acontece em duas grandes frentes. De um lado, a prevenção. Do outro, o tratamento das doenças periodontais e, quando há perda de dentes, a colocação de implante. Como teve a oportunidade de estagiar no consultório do grande papa do implante, Vicente de Souza Pinto, Sérgio trabalha com o melhor material, o implante sueco Brandmark e o americano 3I. São os implantes osseointegrados, feitos em liga de titânio, fixados nos ossos das arcadas superior e inferior por meio de cirurgia no próprio consultório. O tratamento se dá em três fases. Na primeira, o implante propriamente dito é fixado no osso. Depois há um intervalo de quatro a seis meses, tempo necessário para a integração do osso com o implante. O paciente, até então, utiliza uma prótese provisória, em acrílico, que pode ser fixa ou removível. A segunda fase é a do novo acesso ao implante, para que sejam fixados os componentes de conexão à futura prótese. E a terceira consiste na colocação de provisórios sobre os implantes, moldagem e colocação da coroa definitiva.

Uma novidade nessa área é o implante de carga imediata. Instala-se um implante com 350 toneladas de força, que é fechado e travado com tanta intensidade no dia da cirurgia que fica pronto em uma semana. Os implantes têm evoluído demais. Ainda não acredito nos produtos nacionais, que muitos dentistas já usam, mas disse e repito que em breve teremos implantes tão bons quanto qualquer outro. O próprio Sérgio tem um implante na boca, feito em 1989, quando ele perdeu um dente num jogo de pólo aquático. Nos safanões durante a partida, dois dentes voaram. Um deu para recolocar, foi reimplante. O outro, não. Ele ficou um ano e dois meses sem colocar nada. Perdeu um terço do osso em três meses e outro terço em um ano. Ia perder o resto. Quando pôs o implante, parou de perder osso. Na época, devo confessar, fui contra, preferia prótese. Achava o implante novo demais. O primeiro caso de implante unitário documentado pela comunidade científica é de 1988. Sérgio resolveu fazer o dele no ano seguinte. Mas deu tudo certo.

O Sérgio sabe tudo de implante. E também tudo sobre tecidos, ossos, prevenção da saúde bucal. Estudou demais e hoje vive uma fase brilhante.

Fernando, o especialista em prótese sobre implante

Dos meus quatro filhos, Fernando, o caçula, é o mais parecido comigo. No visual, é uma réplica dos meus tempos de garoto, quando eu ostentava uma silhueta bem mais magrinha. Na odontologia, optou pela especialidade mais próxima à minha: a prótese. Um pouco mais específica, sua área é a prótese sobre implante. Assim como eu, ele tem mão boa, um tremendo perfeccionismo e certa falta de paciência para a vida acadêmica. Ainda não possui o título de pós-graduação, mas como agora isso é fundamental, ficou combinado que fará a sua este ano. Na verdade, ele já foi ouvinte em um curso de especialização, uma pós com o Marco Antônio Bottino, um grande amigo e excelente protesista. Bottino convidou o Fernando, ainda aluno da graduação, para estagiar com ele. Como estava na graduação, não pôde fazer a pós oficialmente. Fernando foi, continuou trabalhando com o Bottino no consultório e aprendeu tudo da área. Passava um dia e meio lá, o resto da semana no nosso consultório. Hoje costuma dizer que reveza as sabedorias: ora usa as minhas técnicas, ora recorre ao método do Bottino. Também fez dois cursos rápidos, de dez dias cada um, nos Estados Unidos.

Contei que dei um brinquedinho instrutivo para ele, uma espécie de "pequeno dentista". Ele cresceu embalado, meio na folia, em divertidas aulas de odontologia. Metido em bermudinhas, aos sábados ele me acompanhava ao consultório e brincava de furar dentinhos enquanto eu atendia meus pacientes. Na faculdade, por exemplo, antes de aprender em classe como preparar um dente, já conhecia o preparo no capricho, de tanto observar o meu trabalho. Ainda assim, chegou a hesitar na hora do vestibular. Andava indeciso entre odontologia e veterinária. Entrou em odonto na Unip e formou-se em 1994.

Fernando nunca se fez de rogado na hora de recorrer à minha experiência. Recém-formado, se pintava alguma dúvida sobre o procedimento a escolher, lá vinha ele pedir minha opinião. Fazia isso não por insegurança, mas por respeito ao paciente. Eu respondia o óbvio ululante: você não pode querer saber em um ano de formado o que eu aprendi em 30 anos de experiência. E ajudava, claro. Ele sempre se cobrou demais, é do tipo que tem crise de gastrite quando as coisas não saem a seu gosto. Bobagem. Assina trabalhos ótimos. Em prótese, é capaz de fazer qualquer coisa. Faz prótese fixa muito bem e já brigou com um professor na faculdade por ter se mostrado totalmente contrário à prótese removível. Tal como acontece comigo, sabe-se lá se por um dedo genético no meio, o forte do Fernando é a habilidade manual. E, também como eu, tem um jeito especial de lidar com os pacientes, de deixá-los à vontade. Ele ainda faz uma tabelinha excelente com o Sérgio.

Às vezes trabalhamos juntos em algum caso, ou trocamos impressões a respeito do tratamento mais adequado a algum paciente. Ultimamente nos debruçamos sobre uma situação um bocado delicada, um erro grave de um dentista que implantou um dente na boca de uma paciente. Ela correu para nós, porém sua história é complicada. Esbarra nas linhas delicadíssimas do código de ética profissional. Mas isso já merece outro capítulo.

Alexandre, o ortodontista

Meu genro Alexandre foi uma pessoa maravilhosa que surgiu na família. Entendeu nossos problemas, acompanhou tudo, compreendeu os gênios complicados de todos nós. Ele conhece a doença da família, sabe de cor os nossos pontos negativos. Nas reuniões semanais, pode demorar para dar uma opinião, mas quando dá, acerta. É o sujeito mais ponderado, sempre atento, o ponto de equilíbrio. Algumas vezes ele não abre a boca, e está certo, o Paulo e o Sérgio são muito violentos nos argumentos. Por sua postura elegante e correta, elegi o Alexandre o caixa da clínica do Morumbi. Cada um dá uma importância mensal para ele, que faz os pagamentos e administra o dinheiro. Todo mundo confia nele, o Alexandre é honestíssimo. Ainda assim, ele é o primeiro a dizer: "Precisamos contratar em breve um gerente para a clínica, há muito o que fazer, funcionários de cada dentista para administrar, pilhas de contas, é bom ter alguém totalmente de fora dessa empresa familiar." Por enquanto, ele vai ficando, o que eu acho ótimo.

Como profissional, o Alexandre também é excelente. Sempre foi bom aluno, desde os tempos do Dante Alighieri, onde estudou até o 3º colegial. Entrou na faculdade direto e fez um ótimo curso na USP. Esperou uns cinco anos para optar pela especialização em ortodontia. Tremendo sacrifício. Passava uma semana por mês em Santos, e nas três restantes trabalhava demais. Mal chegava em casa, os dois filhos pequenos pulavam em cima dele. Em compensação, o tempo que levou para se decidir pela ortodontia serviu para o aprimoramento da sua formação clínica. Ele é um clínico geral em essência, sabe fazer um diagnóstico preciso. Isso soma pontos ao seu *score* como ortodontista, é o seu forte: avaliar corretamente o caso e planejar o melhor tratamento. Às vezes um tratamento se prolonga além da conta porque o paciente não é um bom colaborador, mas em muitos casos o problema é o diagnóstico que não foi bem feito por falta de prática clínica do dentista. E o paciente pode ser obrigado a começar tudo de novo por causa de um deslize na avaliação.

Não adianta exibir o melhor material, os aparelhos mais sofisticados, sem o planejamento adequado. Muitos profissionais só olham o mercado. Pacientes lêem sobre novidades em aparelhos. Como o sublingual, por exemplo. E pedem um desses. Em geral, demora muito mais e é pouco recomendado, mas é como na história do clareamento: o cliente é quem manda. E devemos informá-lo sobre todos os procedimentos possíveis, bem como seus prós e contras. O aparelho cerâmico, outra coqueluche, demora mais e quebra mais. Nos Estados Unidos, os grandes ortodontistas nem se atrevem a usá-lo. Agora existe o *invisalign*, totalmente transparente. Custa uma nota. A escolha cabe ao cliente, então os ortodontistas seduzem pacientes na lábia. São os bons de *marketing*, e esses tipos pipocam cada vez mais no mercado, já que os tratamentos estão muito mais baratos. Assim como aumentou muito a população ortodôntica.

Além de clínica e ortodontia, ele cuida da disfunção da ATM — problemas na articulação — lá na clínica do Morumbi. É a queixa mais comum de quem se senta na cadeira: dores de cabeça ou de ouvido que derivam da má articulação. O Alexandre faz a placa miorrelaxante, o que está ligado ao trabalho do Sérgio também. Ele se divide entre a Paulista, às terças e quintas, o Morumbi, às segundas e quartas, e o seu consultório na rua 13 de Maio, na Bela Vista, que tem desde 1992. Lá só atende às sextas, e faz apenas ortodontia. É o dono da clínica, e com ele trabalham mais dois dentistas. Por mim, ficaria só conosco, mas ele quer manter o consultório da 13 de Maio.

A história do Alexandre é curiosa: ele optou por odontologia no vestibular de tanto que sofreu nas mãos de dentistas. Desde pequeno teve vários problemas, dentes a mais, o que meu neto, filho dele, tem agora. Entre uma dentição e outra, o Alexandre teve seis dentes a mais, e com sete anos já se submetera a uma cirurgia com anestesia geral, feita por um cidadão não exatamente competente. Igualmente curiosa foi sua paquera com a Roberta. Ele já estava no meio da faculdade quando a conheceu no Clube Paulistano, e só depois contou que era dentista. Ela quase saiu correndo. Porém o coração da Roberta disparou, e o jeito foi ela se conformar com mais um dentista na família. Em 1990, ela o trouxe para um estágio conosco. O Alexandre brinca dizendo que a Roberta desistiu da odontologia, mas arranjou um substituto para o lugar dela.

Fabiana, a odontopediatra

Adotei minha nora Fabiana, hoje com 29 anos, como filha. Gaúcha, órfã de pai, a única mulher dentista da nossa clínica, ela é de uma delicadeza que derrete a gente. Veio preencher uma lacuna no consultório, que é a odontopediatria, o campo mais furado da odontologia. Só moças escolhem cuidar de crianças — e todas as moças parecem ter a mesma idéia —, e é difícil seguir a carreira. Elas têm clientes por uma fase breve da vida — pacientes dos dois ou três anos até uns doze ou treze, quando saem de cena para encarar dentistas de adultos. Às vezes Fabiana desanima porque vê o nosso trabalho funcionar financeira e cientificamente, mas não enxerga a recompensa material disso. Quando trata dos filhos dos meus pacientes, sempre tem de dar desconto, porque eu peço, é um mimo necessário à clientela. Ela atende, em média, uns quatro pacientes por dia. Ou seja, é duro entrar moeda no porquinho da Fabiana.

Volta e meia ela me pede conselhos. Eu dou, claro, adoro conversar com ela, tenho ímpetos de protegê-la. Ela não participa das nossas reuniões semanais. É um jogo muito pesado, o Paulo e o Sérgio discutem demais, às vezes são malcriados. Ela pode ouvir algo de que não vai gostar, e, para falar a verdade, nem ela se anima muito com a idéia de encarar esses papos. É um ringue e tanto.

Foi na Unip que a Fabiana e o Fernando começaram a namorar. Ela estava no segundo ano de odontologia, ele, no terceiro. Quando ele se formou, convidou-a para estagiar no nosso consultório, vendo como eu trabalho. Vez por outra assistia o Sérgio também, tinha certa quedinha pela periodontia, mas, no fundo, sempre gostou de crianças. Fabiana sabe papear com elas, está o tempo todo sorridente e tem uma paciência de monja. Fez especialização logo que saiu da faculdade — coisa rara, a maioria espera um tempinho para decidir qual caminho seguir — e formou-se em odontopediatria em 1998. Antes de vir para cá de vez, ela atendia em um consultório na rua Cristiano Viana, em Pinheiros, que dividia com outra dentista. Já nessa época nós encaminhávamos clientes para a Fabiana, e quando a clínica do Morumbi ficou pronta ela montou seu consultório conosco, já que a vida com sua sócia não andava florida.

Ela pretende atuar, cada vez mais, numa área social, conscientizando mães a respeito da importância de cuidar da dentição dos filhos desde bebezinhos. Fez um trabalho dentro de um hospital no bairro Indianópolis com mães que tinham acabado de dar à luz. Fabiana apresentava a cada uma delas um questionário com perguntas sobre higiene bucal, se elas sabiam como cuidar das boquinhas dos bebês, o que colocar na mamadeira etc. E entregava as respostas em forma de texto didático. Quer repetir esse trabalho, um cuidado importante, já que nas maternidades ninguém dá orientação sobre a saúde bucal. Mães só costumam levar seus filhos ao dentista quando eles estão com quatro, cinco anos, e já trazem hábitos arraigados que provocam cáries, como a mamadeira noturna. Mesmo sem açúcar, ela provoca cáries por causa da lactose, o açúcar natural do leite. Fabiana tenta convencer a mãe a tirar a mamadeira da noite, substituindo-a por uma de água, ou então ensina a escovar os dentinhos do bebê depois da mamada, o que, honestamente, quase ninguém faz.

O tratamento preventivo na infância deve ser feito a cada quatro meses, com a aplicação de flúor. Ela usa um flúor alemão, muito gostoso. Também dá dicas de dieta alimentar e escovação correta. A cárie é multifatorial, surge por causa da má escovação, da má alimentação e de suscetibilidades do dente. Fabiana está todos os dias aqui, menos às terças de manhã, quando trabalha como voluntária numa creche. As crianças da creche são mais tranqüilas para o tratamento do que as de consultório, elas levam mais como brincadeira, abrir a boca para a dentista é uma festa.

Aqui na clínica, Fabiana acompanha os pacientes até os 13 anos, quando normalmente nasce o segundo molar permanente. Daí em diante ela já manda o cliente para o Sérgio, que então vai pedir radiografia panorâmica e observar como está o siso. Ou indica, quando for o caso, o momento mais propício para a ortodontia.

AS MULHERES DO MEU MUNDO

Se a Fabiana veio salpicar açúcar no mundo masculino do consultório, algumas mulheres fundamentais acrescentaram sabores diferentes à minha vida. Doçura era a Roberta, minha única filha, uma garotinha carinhosa, que nunca me deu o menor trabalho, nunca teve problemas de saúde e ainda estudava o que fosse preciso. Escrevia bem, falava bem, e também se parecia com a mulher que eu mais adorei: minha mãe. Cresceu um pouquinho e, como Chiquita Bacana, só fazia o que mandava o seu coração. Aos 17 anos caiu de amores por um garoto quatrocentão. Regina, a mãe dela, não se empolgou com a história, as rotas se alteraram, e ele deixou de contar no seu *script*. Alguns meninos menos importantes surgiam vez por outra. Esperta, ela estava mais preocupada com o que fazer da vida. Tal qual os irmãos, Roberta nem pensou muito para escolher a carreira. Quis, como eu sempre aconselhava, fazer odontologia — entrou na Unip —, mas bastaram algumas aulas de anatomia com cadáveres expostos para fazê-la mudar de idéia.

Era boa aluna na faculdade, até que, durante uma semana comemorativa no segundo semestre, com trabalhos dos calouros na prática, Roberta desistiu da faculdade, ainda no primeiro ano. Assim que me anunciou que não voltaria mais ao curso, tive ímpetos de estrangulá-la. Ainda mantive a faculdade trancada por um bom tempo na esperança de que ela voltasse. Roberta tinha 19 anos, um carro e uma disposição de dar gosto. Portanto, poderia até não ser dentista, mas alguma coisa teria de fazer. Disse para ela arranjar um trabalho. Rápida no gatilho e na fala, ela deu aulas de inglês e acabou tornando-se gerente da loja de sapatos Yellow Cake, no Shopping Center Iguatemi. E pintou e bordou como produtora de moda da revista *Vogue*. Então conheceu o Alexandre — com quem está há 14 anos —, e logo depois quis estudar direito. Foi para a faculdade com 21 anos, na Unip também. Adorou.

Um cliente meu arranjou-lhe um estágio num excelente escritório de advocacia. Logo, logo, ela já dominava a cena em direito de família. E seu coração de novo apitou outros caminhos: deu-se um tempo para cuidar dos dois filhos, Felipe e Bruna. Na família, Roberta já se sentia mãe havia muito tempo — dos irmãos. Quando sua mãe ficou com câncer, e depois que ela faleceu, Roberta assumiu os cuidados com a rapaziada — o que incluía, por exemplo, dar uma dura em todos. O Sérgio, único solteiro, sempre vai jantar na sua casa, o Fernando, o caçula, a escuta demais, a Fabiana, a cunhada, é sua grande amiga. Só o Paulo, casado e com dois filhos (Vitor e Artur), não circula tanto ao redor dela.

Nos últimos tempos de vida da Regina, Roberta compreendeu melhor a mãe e passou a ter nova visão da família. Quando a Regina adoeceu do câncer de mama, ela estava com 16 anos. E quando a mãe morreu, a Roberta mal completara 24. É uma pimentinha, rápida de raciocínio, brava quando precisa e, claro, irresistível. Não sei se voltará em breve à advocacia — mas tenho certeza de que seria uma advogada brilhante. Às vezes ela se irrita — não sem razão — com os infindáveis papos sobre odontologia que a gente engata e não pára mais. Nós tentamos cumprir uma regra de, ao menos nos fins de semana, deixarmos assuntos dentários fora da pauta. Se bem que no meio da conversa fiada sempre surge um comentário sobre a gengiva daquele sujeito ou a prótese de algum outro.

Para as mulheres, minha profissão parece absorvente demais, eu sei. Além disso, nossa casa sempre foi um reduto masculino. Nos meus dois casamentos, tanto a Regina (a primeira) como a Heloísa (a atual) carregaram o peso, não muito leve, de conviver com um homem centralizador das atenções. Tudo sempre girou à minha volta: boa parte dos meus amigos é formada por clientes. Pai, filhos, genro e nora também são dentistas. E ainda por cima os meus horários acabam determinando passeios e férias — não posso sair por aí quando dá na telha. Também não gosto de folgar. Acho que sou o único dentista que conheço que trabalha todos os anos já no dia 2 de janeiro. Moças, paciência — é o que digo a elas.

Regina orgulhava-se do meu trabalho e da boa fama que veio dele, mas jamais quis se envolver com as histórias de consultório. Ela veio de uma família endinheirada, gente tradicional. Eu carregava uma enorme preocupação em provar para os parentes dela que iria dar certo. Isto foi até um estímulo para que eu mergulhasse com tudo na carreira. Não podia me dar ao luxo de errar. Em casa, eram quatro filhos para olhar — e nisso eu também palpitava até mais do que ela. Seu papel era mais passivo. À noite, quando chegava do trabalho, eu examinava os cadernos das crianças, principalmente os dos gêmeos, terríveis. Regina não cobrava, entrou para a história como a boazinha. E eu, o vilão. Todas as quartas-feiras eu ia à escola de manhã para conversar com a orientadora dos meninos. Cheguei a ficar amigo da inspetora de alunos do Colégio Objetivo, que me ligava do recreio para contar como estavam os meninos. Também dava incertas nos momentos mais inesperados. Um dia ouvi uma conversa qualquer sobre Rose Bom Bom (casa noturna famosa nos anos 80), e apareci lá no meio da noite. O Sérgio me viu com horror. Outra noite, jantando num restaurante, o Sérgio (sempre ele) foi ao banheiro e começou a demorar. Não deu outra: entrei no banheiro e o flagrei fumando. Era o pai vigia.

    A mãe deles tinha a saúde frágil, assim como os nervos. Ela teve câncer de mama, complicado pela prótese de silicone que usava, e que mais tarde espalhou-se pelo fígado. Ficou muito mal, seu corpo sofria demais com a quimioterapia, e uns oito anos depois da primeira manifestação da doença acabou falecendo. Numa de suas crises graves eu também acabara de sair de uma cirurgia. Estava com leucoplasia, uma pele esbranquiçada, formada por placas brancas opacas, que às vezes dá na gengiva e pode conter células cancerígenas. Lembro que no mesmo dia da minha operação para retirar essa pelezinha, era um sábado, a Regina foi internada no Hospital Albert Einstein.

    Meu médico havia decretado que eu deveria descansar por uma semana e não falar em hipótese alguma. Mas minha mulher estava lá no hospital, sem ninguém para tomar conta. Sobrou para mim. No início ainda tentei me comunicar por bilhetes, só que era um tal de atender telefonemas, encarar médicos e enfermeiras, não tinha sossego. Para complicar, os meninos estavam de férias, não havia quem pudesse ficar com ela. Resultado: falei muito mais do que devia, a operação fracassou. Três anos depois eu passaria por outra cirurgia.

    Regina acabou morrendo de câncer, há onze anos. Minha mãe morreu de câncer. E eu descobriria, nove anos depois de ficar viúvo, que tinha câncer também. Já estava casado de novo, com a Heloísa, uma mulher maravilhosa que sempre me deu a maior força. E na minha recuperação, outra moça foi e tem sido especial: minha fonoaudióloga, Cristina. Foi ela quem estranhou o fato de que a minha voz, então rouquíssima, não melhorasse com os exercícios. Pediu que eu fizesse uma endoscopia estroboscópica, exame no qual a câmera gira ao redor das cordas vocais.

Acabei sendo submetido a mais uma operação (a essa altura, já era a quarta). Quando já tinha voltado ao trabalho, uma tarde a Heloísa foi me buscar e meu filho Sérgio nos encontrou no consultório do meu médico, Kowalski, para uma conversa. "Tô perdido", pensei. E soube então que tinha células cancerígenas.

Sem que eu soubesse, Heloísa conversou com o médico para ter certeza do meu estado e das reais possibilidades de cura. Tudo parecia fácil — e de certa forma foi mesmo, estou ótimo, trabalhando como sempre, nem sinal da doença. Até o câncer dar piruetas na minha rotina — precisei parar de fumar (sim, era um fumante — só nos fins de semana, o que bastou para me prejudicar) e de beber meu uisquinho sagrado —, meu dia-a-dia com a Heloísa era uma delícia. Adorávamos sair para beber, dançar, farrear. Continuamos com certo clima de romance, porém só regado a vinho, o que me dá um sono danado. Lá se foram as supernoitadas. Em compensação, na saúde e na doença, na alegria e na tristeza, a Heloísa sempre se mostrou excelente companheira. Temos gostos parecidos, a mesma visão de mundo, temperamentos igualmente difíceis. Ela sabe organizar uma casa, pôr tudo para funcionar como deve funcionar. Ela me apóia na profissão. Nossas rusgas surgem mais por causa do seu lado maternal (Heloísa tem dois filhos do primeiro casamento, Franco, 17, e Giovanna, 15), às vezes exagerado.

Professora de *jazz* e sapeateado do Clube Paulistano, linda, 30 aninhos, Heloísa surgiu na minha vida por intermédio da minha filha Roberta, na época sua aluna. Eu tinha 54 anos e havia um estava viúvo. Por que resistir? Acabei indo buscá-la no clube uma noite e fomos bebericar no Paddock. Saímos de lá de braços dados, dois namorados. Por uns seis meses achamos melhor esconder a história dos meus filhos — algo poderia sair errado. Como noivo que se preza, dei-lhe de presente de noivado um diamante — não um anel qualquer, mas um brilhantinho incrustado no dente. Graça de dentista. Acabei colocando mais dois em outros dentes, tempos mais tarde. A vida ao lado dela ganhou mais charme. Viajamos muito, jantamos em todos os restaurantes bacanas, engatamos boleros e *cheek-to-cheeks* em pistas variadas. Com Regina também me diverti muito, mas o segundo casamento, maduro e já com filhos crescidos, rimava mais com lua-de-mel. Tinha um frescor, um quê de janela aberta.

Com a Heloísa aprendi a viver o dia de hoje, sem pensar no que virá. Ela diz o mesmo a meu respeito. Assim driblávamos os dramas cotidianos. Isso tem a ver com o meu jeito de encarar as coisas: por pior que seja o roteiro, aceito o que a vida me dá. Na verdade, não vejo outra alternativa: é preciso sacudir a poeira e ir em frente. O câncer, por exemplo. Apareceu depois dos meus 60 anos, porém um rápido *flashback* das minhas constantes dores de garganta quando criança e adolescente revela que alguma surpresa ruim já se anunciava lá das amígdalas. Desde pequeno eu tinha problemas de garganta. Minha mãe se preocupava, fazia compressas de álcool na minha garganta quando eu tomava friagem, me mandava tirar abreugrafia (chapas do pulmão) durante o ano inteiro, todos os anos. E me levou para extrair as amígdalas.

Nos meus primeiros jogos de pólo, de 17 para 18 anos, a garganta se acabava no inverno. Eu era o goleiro, durante as partidas ficava com a cabeça no ar gelado e o resto do corpo na água quente, além de gritar desesperado para comandar a defesa. Dizem os que manjam de astrologia que os taurinos, como eu, têm na garganta seu ponto frágil. Seja por obra do zodíaco ou do destino, o fato é que aos 30 anos, cansado de sofrer, visitei dois especialistas. Um me recomendava retirar o resto que sobrara das amígdalas, outro insistia para eu não tirar. Consultei mais dois, deu empate outra vez. Até que eu passei uma época sem ter nada, nada, nada. Depois dos 36 anos adquiri o hábito de fumar somente aos sábados e domingos, ou à tarde em casa, ou no clube. Nunca fumei no consultório, jamais fumava durante a semana. Gostava de um cigarrinho depois de um trago. Bebia cerveja ou uísque — gelados, claro — e fumava. Fiz isso durante anos.

Aos 50 anos comecei a perder a voz. Assim que a garganta falhava, eu corria para o dr. Clemente Ribeiro. Ele descobriu minha primeira leucoplasia, indicou-me o otorrinolaringologista Paulo Pontes, e de lá fui parar na Beneficência Portuguesa. Foi quando fiz a tal primeira cirurgia, em que fiquei sem poder falar. A segunda cirurgia, para a retirada de um pólipo nas cordas vocais, fiz com o Menon, e quis que o anestesista fosse o Marco Antônio, que conhecia desde os tempos em que eu operava meus pacientes no Sírio-Libanês. Toda vez que alguém da família precisava passar por uma cirurgia, eu convocava o Marco. Só confio nele. E foi por ele que fiquei sabendo que o Menon não me operou, escalou um assistente. Não gostei do descaso e sumi. Em 1997, uns quatro ou cinco anos depois, piorei outra vez. Tive um novo pólipo. A Heloísa, sempre ao meu lado, acompanhava tudo.

E assim conheci o Kowalski, que havia operado um amigo meu com câncer nas cordas vocais e topou me operar. Desta vez foi moleza, pude falar no dia seguinte à cirurgia. Já não fumava mais, já não bebia mais uísque. Parti para a fonoaudiologia. A primeira moça durou pouco comigo. Cristina, a segunda, está me atendendo até hoje. Quando ela apontou minhas falhas de voz que me levaram à quarta operação, em 2001, constatou-se o câncer. A consulta com o especialista, Ronaldo, foi na véspera do feriado de 12 de outubro. No dia 13, uma quinta-feira, fiz a cirurgia. Sofri, chorava de dor no rosto inteiro. Na hora em que colocaram o microscópio, bateram com a alça no meu olho, e minha córnea ficou ferida. O olho curei rapidinho, com um gel oftalmológico. E para eliminar o câncer me submeti a sessões diárias de radioterapia, 35 no total. Acordava, fazia a rádio no primeiro horário, às 6h30 da matina, e ia para o consultório trabalhar.

Metódico que sou, mantive a mesma rotina de sempre. Atendia até as 20h, jogava tênis, nada mudou. Só minha voz que sumiu. A Lígia, minha assistente, já adivinhava o que eu ia dizer ou pedir a ela, e também se comunicava com o paciente na cadeira. Terminei a rádio numa sexta-feira, 18 de dezembro. Joguei tênis no sábado e no domingo. Os amigos me gozavam: "O Gualberto não fala mais nada, que bom, o jogo vai melhorar muito." Na segunda de manhã tive a coisa mais estranha da minha vida: sem ter gripe, sem ter febre, sem ter nada, não conseguia me levantar da cama. Não tinha forças. Pela primeira vez na vida faltei, fiquei o dia inteiro na cama. Na terça me recuperei, tomei banho e trabalhei o dia inteiro. Quarta, de novo, não me levantei. Na quinta fui trabalhar, era 22 de dezembro. Fui para o Guarujá e marquei clientes para o dia 2, o dia inteiro. Não consegui vir para o consultório. A Heloísa ficou preocupada, também não quis me deixar sair de casa. Só voltei a atender no dia 4. Isso nunca tinha me acontecido.

Foi aí que eu finalmente vi que tinha câncer. Até hoje luto para ficar bem. Tenho alguns acessos de tosse, estou mais sensível. Parei de beber, saio menos, mas não me abati. Não me angustiei, tampouco fiquei pensando nas mortes da minha mulher e da minha mãe. Na verdade, senti uma certa vergonha. Preconceito, talvez. Não gosto que as pessoas saibam que eu não estou 100% de saúde. Eu nunca falei nem falaria para um cliente na cadeira que passei uma noite acordado. Fatalmente ele pensaria: "Esse cara não está bem para me atender." Antes eu jamais havia sentido o cansaço que agora sinto às vezes. Sou orgulhoso. Se um dia eu ficasse mal, se eu precisasse passar por uma traqueotomia, por exemplo, sumiria de vez. Não deixaria ninguém me ver assim.

Parece ironia um dentista ter câncer tão perto da boca. Cheguei à conclusão de que o fator irritante que desencadeou minha doença foi o refluxo. Fiz exames para detectar hérnia de hiato e endoscopia de estômago várias vezes, não acusaram nada. Mas eu sinto às vezes pela manhã, ou quando como muito, que o alimento volta. É refluxo. Liguei para um professor da USP, o Carlos Mott, meu amigo de infância, e ele me deu um remedinho para o refluxo que tomo todas as manhãs, há dois anos e meio. Tensão ou estresse não pioram o meu estado, mas quando fico nervoso, como nas reuniões macarrônicas em família, dou uns berros. E a voz vai para a cucuia, lógico.

Para ficar tinindo, preciso seguir à risca algumas regras: eu continuo o mesmo, já a minha voz... quanta diferença! Fiquei totalmente rouco, mas a cada dia venho melhorando, graças aos exercícios regulares e a algumas regrinhas. Não posso gritar, embora tantas vezes sinta vontade. Preciso articular bem a fala, o que soa, para mim, artificial, tenho de me policiar para falar direito. Não devo abusar de bebidas geladas, nem me expor muito ao ar-condicionado. E sou obrigado a beber muita, muita, muita água.

A Heloísa brinca que sou muito mais disposto e saudável do que ela, 24 anos mais nova. Mas ela nunca se cansa. Tem sido minha *partner* até nas aventuras hospitalares. Como na época em que, vaidoso, resolvi fazer plástica para suavizar as rugas das pálpebras. Nós estávamos com viagem marcada para Zurique, uns oito anos atrás. Fiz a plástica cinco dias antes. O médico contou-me que seu irmão, gastroenterologista, havia feito nele uma vasectomia. Resolvi partir para esse pacotão dois em um: plástica e vasectomia com os dois irmãos na mesma hora. Tudo lindo. Menos de uma semana depois a Heloísa e eu desembarcamos em Zurique, deixamos as malas no hotel e saímos para dar uma volta. De repente olho a minha calça e estou com sangue escorrendo até o pé.

Não sentia dor. Voltei para o hotel, vi um buraco enorme no meu saco escrotal. Dava para olhar tudo lá dentro. Fui a uma farmácia, pedi fio de sutura, tentei, mas não consegui suturar. Nós dois montamos uma caixa de emergência, com pomada e outros itens, e eu mesmo trocava os curativos todas as manhãs. Viajei assim por três semanas. Logo que voltei, queria dar um tiro na cara do desgraçado do médico autor da vasectomia de araque. Acabei me tratando com um especialista.

Os sobe-e-desce da existência não me alteraram. Além da Heloísa no co-estrelato, tenho a sorte de poder contar, a vida inteira, com moças batutas nos bastidores. Minhas assistentes no consultório costumam ficar anos comigo — e algumas que se foram acabaram voltando. Hoje tenho duas: a Lígia, há oito anos do meu lado, e a Cida, um ano e meio de casa. Lígia Regina de Almeida, 32 anos, é firme, rápida, organizada, gosta de estar no comando. Cuida também da parte administrativa e da minha agenda. De vez em quando ela tem uns momentos sensíveis, já chorou no consultório, e eu, claro, fiquei quieto, sem saber o que dizer. A Cida, Maria Aparecida Lopes, 30, tem menos experiência, veio do consultório de uma odontopediatra, onde trabalhava mais como secretária do que como auxiliar da dentista. Está aprendendo tudo, diz que gosta de me ver trabalhar.

Antes da Lígia tive a Claudete. Ela entrou em 1970, na Paulista, e trabalhou comigo durante 15 anos, até o pai dela comprar um posto de gasolina e convidá-la para tomar conta. Ficou oito anos fora e voltou por mais oito anos. Na sua ausência fiquei com a Marly, que se casou nessa época. Fui o padrinho, aluguei o carro para levar a noiva. Adoro essas coisas. A Lúcia, uma empregada da família, fez a festa de casamento na minha casa. A Marly trabalhou aqui sozinha, e dava conta. Danada. Ficou me assistindo até dois dias antes de ter neném, quando a Claudete voltou. Só que a Claudete já estava cansada. Aluguei um apartamento para ela morar em frente ao consultório, juntinho da avenida Paulista. Os pais dela ficaram doentes, ela já não agüentava o pique, acabou saindo. Ainda falo com a Claudete, às vezes.

Tive ainda a Cuca, uma polonesa de uns 50 anos, mas a primeira a trabalhar aqui na Paulista foi a Catarina, impecável. Antes dela foi a Isabel, nos tempos da clínica da Brigadeiro Luiz Antônio. Teve tuberculose renal, ficou muito doente. Parou de trabalhar para mim quando ficou grávida. Minhas funcionárias, assim como acontece com as empregadas de casa, trabalham por muitos anos para mim. Tenho esse afeto por cada uma, ajudo no que posso. Elas abrem o coração, algumas falam dos namorados, dos maridos, dos seus problemas. Pedem conselhos.

Quero que seja assim. O que eu persigo é a ética em todos os aspectos. E tratar bem os empregados é tão essencial quanto ser impecável no exercício da profissão.

A ÉTICA DE CADA DIA

Uma moça, vítima de um tremendo engano em implante, espera por alguma resposta. Continuo pensando na melhor alternativa. O Fernando e eu conversamos a respeito, a situação é delicada, um exemplo horripilante de como um erro de avaliação pode estragar uma boca. A história dela é assim: tinha duas coroas e, no meio delas, um dente que era ponte fixa. Uma amiga mais saliente surgiu com a perigosa sugestão: por que não trocar a ponte fixa por um implante, mais natural? A moça pediu minha opinião, respondi que não mexeria ali. Difícil ficar bom. Mas algumas moças não gostam de ser desapontadas, e essa resolveu que queria o implante mesmo assim. Desejava-o por uma questão psicológica, para ter a sensação de que estava com um dente dela. Consultou outro dentista.

Ele, um profissional de respeitável trajetória, não foi feliz na colocação do implante. Passados alguns anos, ela teve uma absurda perda óssea. Ele disse que não poderia fazer mais nada por ela. Depois de pedir auxílio a vários outros dentistas sem descobrir solução para o seu caso, bateu à minha porta outra vez. Não sorri mais, envergonhada do resultado. Ainda não decidi o que fazer. Consultei vários especialistas em enxerto ósseo e todos foram unânimes: não há solução possível, disseram-me. Estudo cuidadosamente o problema, penso em um sistema fixo/móvel, uma coroa que vai no dente, muito fina, em ouro. A pessoa tira e põe, ou todos os dias, ou uma vez por semana, ou a cada dois, três dias. O Fernando e eu estamos procurando a melhor saída para este beco.

Vez por outra surge uma história assim, de difícil avaliação. Quase sempre acredito no poder de uma boa conversa para resolver casos que cambaleiam no fiozinho da ética. Nunca ajudei a processar ninguém. Imbróglios que eu testemunhei ou em que fui chamado para dar opinião acabaram desembaralhados sem interferência jurídica. Aprendi com algumas histórias, como a que vou contar:

A filha de um casal — ambos clientes meus há mais de 25 anos — foi morar nos Estados Unidos. Antes de embarcar, fez uma revisão com um dentista aqui em São Paulo, e ele garantiu que sua boca estava ótima. Ao chegar lá, a garota descobriu que estava com um monte de cáries, canais para serem feitos, um trabalho enorme. Acabou tratando-se por lá, gastou uma fortuna e, nas férias de dezembro, veio ao Brasil. Só por segurança, seus pais me pediram para dar uma olhada no caso dela — que nunca foi minha paciente — e nas suas radiografias. De fato, ela estava com problemas, o dentista americano acertou no diagnóstico. Só que ele tratou de tudo pessimamente, fez dez coroas de metalocerâmica e oito canais horríveis. A emenda ficou pior do que o soneto. Então nós procuramos o dentista nos Estados Unidos, um coreano, que admitiu que seu trabalho não estava bom. Explicou que, em casos assim, os americanos costumam devolver 40% do valor pago pelo paciente — e foi o que fez. Ela agora me paga para renovar sua boca. Já troquei toda a parte inferior. Nos dentes superiores, ela optou por ortodontia, então, por enquanto, usa trabalhos provisórios. Quando tirar o aparelho, eu vou refazer os dentes da arcada superior.

Os americanos devolvem até 40% do dinheiro pago. Aprendi essa. No Brasil, os dentistas que reconhecem seus erros aceitam devolver, muitas vezes, o valor integral do tratamento. Ou então pagam ao colega que vai consertar o erro. Aconteceu com o Fernando. Ele ficou um ano corrigindo um trabalho malfeito e chegou a um acordo com o dentista anterior, para que ele pagasse o serviço. Em geral, os dentistas aceitam, já que sai mais barato e dá menos dor de cabeça do que enfrentar advogados e correr o risco de ter que indenizar o paciente por um valor que pode ser de quatro a 12 vezes o preço do tratamento. Normalmente, quando um paciente pretende refazer o serviço e não se conforma em pagar tudo de novo, perder o que já havia gasto, nós o orientamos a cobrar tudo do dentista que errou. Ou seja, conversando a gente se entende. No fim, dá para todo mundo sair mais ou menos satisfeito.

Jamais falar mal do trabalho de um colega é o que aprendemos na faculdade. Também é norma da vida com elegância. Nem sempre funciona, porque quando uma pessoa chega no consultório com uma boca com problemas, às vezes fica difícil esconder que o erro foi de outro. Nós estudamos a ética no currículo escolar associada a procedimentos legais. É o nosso lado advogado, ministrado nas aulas de odontologia legal, que aborda todas as leis referentes ao exercício da profissão. É importantíssimo saber isso, conhecer seus direitos. O dentista precisa entender o que pode e o que não pode fazer.

"Prometo cumprir com zelo, escrúpulo e dedicação todos os deveres inerentes à profissão de cirurgião-dentista", diz a mensagem no verso da medalha dourada, o prêmio Professor Arnaldo Amado Ferreira, que recebi na faculdade como o melhor aluno de odontologia legal em 1962. Fui realmente um craque nessa matéria. Além das leis e do código de conduta, estudávamos também a anatomia em detalhes, para aquela aplicação pouco charmosa da odontologia: o reconhecimento de cadáveres. A aula de identificação é minuciosa. Cada pessoa tem um palato diferente, com marcas tão individuais quanto as impressões digitais, embora esse sistema seja pouco utilizado em acidentes com muitas vítimas porque custa caro fazer a moldagem da boca toda. O mais comum é a identificação das arcadas dentárias por meio das radiografias dos dentes e fichas dentárias dos pacientes.

Por uma daquelas estranhas ironias do destino, acabei demonstrando meus mais hábeis conhecimentos nessa área com quem eu menos esperava: o filho de um dos meus melhores amigos, que faleceu num terrível acidente de avião. Fui chamado para reconhecer sua arcada dentária, uma situação muito, muito dolorosa. Era uma das pessoas mais queridas da minha vida.

A ética engloba tudo isso, do uso das informações sobre a saúde bucal do paciente, que são confidenciais, ao comportamento do profissional. Faz parte da boa conduta do dentista estar atento a cada etapa e tratar com cuidado o seu cliente, tanto na parte técnica como na hora de conversar com ele no consultório. Não basta ter uma impressionante habilidade manual, equipamentos de última geração ou esbanjar conhecimento. O mais importante — como em tudo na vida — é saber se portar. Conheço um colega que é ótimo profissional, mas não sabe se vestir, é desajeitado e — o pior — tropeça na falta de modos. Atendeu uma senhora finíssima, esposa do presidente de uma empresa, e logo na primeira vez que a viu, bateu desajeitado nas costas dela e soltou um: "Vai ficar joínha!" Ela sumiu de lá, claro. Outros dentistas dão sermão nos pacientes, acusam-nos de falta de cuidado ou de higiene. Não dá.

Delicadeza é bom e todo mundo gosta. No consultório não perco a calma. Minhas consultas duram uma hora e meia, às vezes mais, explico tudo, repito quando o paciente não compreende, tento deixá-lo o mais à vontade possível. Também não atraso, não deixo ninguém esperando por muito tempo. Um amigo meu costuma dizer que eu só sou um *gentleman* no consultório. "Quando o Gualberto joga tênis é um canalha; quando jogava pólo era um assassino", ele brinca. Verdade. Nos esportes sempre mantive minha fama de mau. Já no trabalho eu me transformo. Além de adorar o que faço, sei que o paciente costuma chegar mal, com a auto-estima abalada, pode ter ouvido da mulher que ele está com mau hálito, essas coisas.

Não se pode jamais julgar o cliente, é preciso sensibilidade. Não tenho paciente difícil, pode ser homem, mulher, criança. Outro dia uns clientes meus trouxeram o filho de oito anos que precisava extrair um dente. Ele vai a um odontopediatra, mas os pais me escolheram para essa espinhosa missão. Bati um papo com o garotinho, disse que ele não me conhecia, só precisava confiar em mim. Ele topou. Nem sentiu quando o dente saiu. Cada cliente é de um jeito. Tenho um que sente tanto medo de dentista que, quando chego perto para olhar sua boca, ele fica nervoso e beija minha mão. Outros, como o Delfim Netto, são extremamente bem-humorados, espirituosos. Outro dia o Delfim jogou uma moeda no ar para decidir na cara ou coroa por que parte do tratamento iria começar.

Jamais tive problemas de relacionamento com um paciente. Além da boa mão para a odontologia, acredito que o meu forte seja o modo de lidar com meus clientes. Nunca fiquei tentado a agir sem ética, a optar por algum tratamento que talvez não fosse o melhor. Nas raríssimas vezes em que errei, percebi o erro a tempo e refiz na hora, sem prejuízo algum para o cliente. E dou dez anos de garantia, lembram-se? Faço o melhor para que dure mesmo. Se surgir algum problema nesse período, refaço tudo de graça. Uma outra regra de ouro no meu consultório é a discrição, quero que cada paciente meu se sinta o mais confortável possível. Atendo clientes por muitos anos, muitas vezes eles se separam, casam-se de novo ou arrumam namoradas(os). Continuo tratando de todos, com o cuidado de não misturar horários. Em quarenta anos de odontologia, nunca mulheres, ex-mulheres, namoradas ou o que seja se esbarraram na sala de espera.

Alguns clientes entram para o folclore do consultório, claro. Como o caso de um colega, que estava cheio de atender uma senhora que não parava de falar. Ele estava fazendo um trabalho muito difícil para ela, tentava encaixar um provisório na sua boca, aquilo não se acertava, ele estava no consultório havia horas, ela reclamava, ele colocava o trabalho, ela mandava tirar, ele tirava, aí ela pedia para colocar. Lá pelas dez da noite, a senhora ali, de boca aberta, em plena incontinência verbal, percebeu que ninguém respondia. "Cadê o dentista?", perguntou. Ele tinha ido embora para casa e largado a mulher falando sozinha.

Essa aconteceu com meu pai: ele olhou a boca de uma cliente e mandou o diagnóstico. Afirmou que era preciso refazer aquela ponte, estava muito feia. A mulher respondeu: "Mas dr. Gualberto, foi o senhor mesmo quem fez essa minha ponte no ano passado." Papai não deu bandeira da gafe. Apenas sorriu e disse: "Eu sei, eu sei, só falei isso para ver se a senhora se lembrava de mim."

Para não escapar incólume, devo admitir que tenho um caso folclórico também. Tratava de uma senhora que não se conformava com a minha agenda cheia, queria vir aqui todos os dias. "Meu tratamento está custando R$ 12 mil, você só fez isso até agora, quero um horário maior, vou pagar R$ 12 mil", ela desatou a falar. Eu não agüentava mais. Pressenti que a coisa ia piorar. Fui saindo do consultório, entrei no meu escritório, ao lado, peguei a ficha dela, fiz as contas de quanto ela já havia pago — pouco mais de mil reais — e preenchi um cheque com o valor. Chamei minha secretária, mandei que ela entregasse o cheque para a mulher e fechei a porta. Ainda deu para escutar a voz dela lá do corredor: "Não é possível, o tratamento vai custar R$ 12 mil e ele vai me dispensar assim? Eu já tinha um dentista que faria as minhas jaquetas por menos e optei por ele. São R$ 12 mil!"

A RECEITA DO SUCESSO

Francisco, o Chicão, entrou na minha casa como caseiro e saiu de lá dentista. Foi subindo, devagar e determinado, a escada, escolar e social: cursou o supletivo do ginásio e do colegial e fez vestibular para medicina. Tentou duas vezes, não conseguiu, acabou escolhendo odontologia. Conseguimos uma bolsa para ele na faculdade, e eu paguei todo o material do primeiro ano de estudo. Só que ele repetiu o primeiro ano e perdeu a bolsa. Resultado: passei a pagar a sua mensalidade, além do salário — ele não tinha despesas extras porque morava na minha casa — e continuava ajudando na compra de material. Estava ficando pesado para mim, ele ia desistir, mas amigos meus toparam se cotizar para ajudá-lo a se formar. O Gilberto, o Laet, o Celso, o Koto e o Vicente chamaram outros; no total, eram dez, e cada um contribuía com R$ 50 mensais nos últimos três anos.

Em casa, na hora de estudar, ele se sentava com o Fernando e os dois varavam madrugadas em cima dos livros. Formado, imagine só, ele continuava lá em casa. Tive de dar uma sacudida nele:

"Agora você não tem que ficar lavando quintais. Você é dentista, vá à luta!" Hoje o Chicão deve estar com uns 45 anos, vive numa cidadezinha do interior, casou-se — Fernando foi seu padrinho —, tem casa própria, carro, é respeitadíssimo na comunidade. Negro, pobre, Chicão é um orgulhoso exemplo de alguém que transformou completamente sua vida com o estudo.

Paciência, determinação, um certo pendor para as boas relações sociais — taí a fórmula para quem pretende ser profissionalmente feliz. As faculdades pululam país afora, é preciso escolher uma boa — e, entre as melhores, aponto a USP de Bauru e a Unicamp de Piracicaba —, e jamais parar de estudar. Ao contrário do que acontecia no meu tempo, agora é essencial buscar cursos de especialização, fazer uma pós-graduação e permanecer conectado com o mundo, sintonizado nas novidades. Uma pitada de humildade cai bem, dar o melhor de si, também. Antes de os meus filhos se formarem, meu consultório estava aberto a quem quisesse aprender comigo. Recebi vários estudantes, em diversos períodos, que observavam cada passo, cada gesto meu, e hoje fazem um trabalho de ponta. Quando meus filhos vieram para o consultório, cortei essa facilidade para novos estagiários. Não sinto mais vontade de explicar tudo o que faço para alguém sentado ao meu lado.

Ainda assim, abri uma exceção para o filho de um amigo meu de Itu, que acabou vindo todas as sextas-feiras aprender comigo. Bem, outro dia o Fernando pediu que eu desse uma força para uma pessoa que fazia prótese e gostaria de se aprofundar. Ainda não era formada. Liguei para o celular dela e perguntei: "O que você realmente quer?"

— Você trabalha com secretária? — ela me perguntou. Respondi que sim, trabalho com duas, a Lígia e a Cida, uma sempre do meu lado direito, a outra na minha frente. E gentilmente propus que, se ela quisesse me ver trabalhar, poderíamos combinar algo.

— Só ver, não, eu preciso ganhar alguma coisa — foi a sua resposta.

Pedi desculpas, mas estava me oferecendo para fazer um favor, nem se ela me pagasse eu a aceitaria. Seria uma concessão ao pedido do meu filho Fernando. Ela recusou. Fazer o quê?

O melhor jeito de aprender é ter a oportunidade de ver um bom dentista trabalhar. Meus filhos são o que são porque tiveram isso, graças aos meus queridos amigos. Eu não tive essa chance. Na época em que me formei, telefonei para o meu paraninfo pedindo para ficar ao seu lado no consultório, e ouvi um "não". Consegui um estágio curto, então, com um dentista de ótimas mãos para próteses em porcelana que atendia na rua Vinte e Quatro de Maio. Fiquei lá pouco tempo, e foi só. Portanto, reforço a dica: faça cursos, procure se informar sobre os melhores, mas tente estágios.

Um caminho é dedicar-se às suas matérias prediletas durante a faculdade, procurar participar de uma monitoria, tentar fazer o máximo de pesquisas e publicá-las antes de se formar. Isso, além de proporcionar boa formação, chama a atenção dos professores, o que pode resultar em indicação para empregos. Posso dar vários exemplos: um rapaz que antes de se formar, em Piracicaba, já aparecia nas publicações da área. Ele venceu um concurso na faculdade, ganhou um equipamento e vai trabalhar em Uberaba. Esse rapaz tem tudo para dar certo. Tem uma moça no consultório do Paulo que é dedicada, já faz trabalhos, publica. Está lá, aprendendo com ele. É outra que, com o tempo, deve se destacar no ofício.

Quando a pessoa vai bem na faculdade, esforça-se, estuda por conta própria, pesquisa, cursa pós-graduação, é claro que conseguirá espaço no mercado de trabalho. Talvez demore um pouco, porque a situação hoje é bem mais complicada do que na minha época de recém-formado. Dentistas de mais, clientes de menos. É preciso paciência. Basta surgir o primeiro cliente e fazer tudo bem-feito. Os outros, ainda que demore algum tempo, virão na seqüência. A propaganda faz-se pela qualidade do trabalho. Em compensação, se o serviço deixar a desejar, aí nunca mais aparece ninguém. Dedicação — sempre — é mesmo fundamental. Ainda mais agora, quando há uma enorme quantidade de faculdades de odontologia no país e o mercado não comporta tantos recém-formados.

Como acontece na maioria das profissões, só conseguem se dar bem os que realmente sabem tocar a carreira. Então, faça um favor a você mesmo, dê um jeito de buscar o melhor. Se levada com cuidado e bom senso, a odontologia pode ser uma ótima opção — no começo os salários desanimam, é comum um recém-formado receber R$ 500 mensais por algum tempo, para ir aprendendo em um bom consultório. Mas na hora em que seus próprios clientes começam a aparecer, dá para tirar de R$ 5 mil a R$ 10 mil por mês depois de uns cinco, seis anos de trabalho. Leva ainda um certo tempo para dar lucro, porque é necessário um tremendo investimento inicial, geralmente bancado pelos pais. Os equipamentos custam uma nota, assim como os apetrechos e materiais. Uma boa idéia no início — o que quase todo mundo faz — é trabalhar em um consultório pagando porcentagem ao dono. Assim você não encara sozinho o aluguel do espaço ou os salários de recepcionista e/ou assistente, e tampouco enfrenta as agruras de ter um sócio.

Só no estado de São Paulo vão se formar mais ou menos 2.400 dentistas este ano. Na Universidade da Flórida, em Gainesville, serão apenas 60. Os Estados Unidos têm 52 faculdades de odontologia, com média de 50 a 60 alunos por curso de graduação. No Brasil temos mais de 100 faculdades, que formam uns oito mil profissionais por ano. Algo está errado com tantos dentistas na nossa praça. Como já disse na abertura deste livro, deveria haver uma política para distribuir melhor a odontologia, ainda seletiva para boa parte da população. Não sei qual a melhor sugestão. Sei que é importante que as faculdades formem bem os seus alunos para a vida profissional.

Os americanos, que praticam uma das melhores odontologias do mundo, fazem o National Board, um exame de avaliação dos odontólogos para que eles possam exercer a profissão. Algo como o exame da OAB (Ordem dos Advogados do Brasil) para os advogados. O National Board é realizado em duas etapas: a primeira é no meio do curso, quando o estudante precisa provar que tem todos os conhecimentos necessários até aquela fase da faculdade. Daí — e só daí — ele pode continuar. No final do curso é feito o National Board Part II, que dá uma espécie de certificado comprovando que o estudante adquiriu todos os conhecimentos necessários para se formar em odontologia. Depois disso ainda vem o State Board, uma prova realizada no estado onde a pessoa pretende exercer a profissão.

O dentista americano se forma como clínico geral, feito um médico. Para se especializar, estudará mais 24 meses como residente, e depois fará o exame específico da área que escolher. Então, apto para a especialidade escolhida, poderá trabalhar. Dois anos depois, ele vai ter de fazer novos cursos de educação continuada — sempre se especializando. Aqui no Brasil não existe esse controle da capacidade dos profissionais. O provão do Ministério da Educação, que é uma boa forma de avaliar, não consegue realmente medir o grau de conhecimento dos estudantes de odontologia, porque é mais voltado para uma prova teórica, analisa mais a faculdade do que o aluno. Já o Board, nos Estados Unidos, exige que o estudante comprove também clinicamente o que aprendeu. É um exame mais individualizado, são menos alunos a serem testados. Claro, no Brasil há ilhas de excelência em odontologia, assim como temos ilhas de referência mundial em várias áreas da ciência. Porém a odontologia que se pratica fora dessas áreas é fraca. Existem ótimos profissionais que cobram muito bem e atendem uma clientela nível A, mas a média no país inteiro não é essa. É importante distribuir melhor essa odontologia de ponta pelo Brasil.

Se eu estivesse me formando agora, teria muito mais dificuldade para chegar onde cheguei, a concorrência está bem maior no número de profissionais. Acredito, no entanto, no sacrifício pessoal e no aprimoramento constante. Trabalhei demais a vida inteira, continuo trabalhando sem parar. Todo dia eu faço tudo sempre igual, acordo às dez para as sete da manhã. Entro no consultório, sorriso pontual, às 8h, 8h20m. Saio às 20h. Sexta-feira à tarde é o único período em que me sobra uma folguinha para aquelas coisas prosaicas da vida — cortar o cabelo, comprar uma roupa. Isso porque os meus clientes não querem mais se tratar na sexta, querem viajar. Então me sobra esse tempinho, como se fosse sábado de manhã. É uma vida cronometrada.

Com o passar do tempo, o excesso de trabalho e até meu inesperado câncer, imaginava que meus filhos iriam me sugerir que não trabalhasse às sextas. Que eu ficasse tranqüilo, eles dariam conta do recado. Ilusão. Na época da minha radioterapia, a única pessoa que me disse o que eu queria ouvir foi o médico. Eu puxei o assunto: "Fale das minhas chances, porque, conforme for, eu vou encher o bolso de dólares e fugir por um ano." E ele respondeu, cheio de razão: "Por que você não faz isso sem estar doente?"

Covarde sei que me podem chamar, mas falta-me coragem para essas loucuras. Não consigo nem reduzir meu horário de trabalho. Imagino que isso aconteça em função do meu sucesso profissional. No fundo estou sendo vaidoso, quero segurar todo mundo, dou um jeito de encaixar os clientes, mesmo sacrificando coisas importantes para mim. E olha que raramente atendo pacientes novos, só aceito se vier recomendado por quem já é cliente meu. Mas sempre aparece alguma situação de emergência, já agendei paciente até no meu sagrado horário com a fonoaudióloga, segunda-feira ao meio-dia.

Sou uma pessoa privilegiada. Tenho uma família ótima, filhos que trabalham comigo, quatro netos adoráveis e muitos amigos. Difícil ir a algum lugar em que eu não encontre alguém conhecido. Continuo com os amigos de infância, tenho a turma do Clube Paulistano, os eternos companheiros dos tempos do pólo aquático, o pessoal com quem hoje jogo tênis, os do condomínio do Guarujá. Às vezes os mais chegados vão almoçar comigo na clínica do Morumbi, às quartas-feiras. Ou então saímos para pescar no meu barco no Guarujá. Sim, agora tenho barco — dois, por sinal — e outras firulas de uma vida confortável. Adoro viajar e não economizo. Rodei o mundo ocidental, conheci quase tudo que tive vontade, continuo bolando roteiros diferentes para as minhas sagradas férias de três semanas no meio do ano.

Devo tudo isso à odontologia. Faço questão de retribuir. Sempre ajudei instituições, sou um parceiro de coração da D. Jô Clemente, uma das fundadoras da Apae (Associação de Pais e Amigos de Excepcionais). Aproveito o relacionamento que tenho com clientes de peso para colaborar no que for possível. Abro portas para a D. Jô. Ela me liga às vezes dizendo: "Gualberto, preciso de R$ 2 milhões este ano. Para quem você acha que eu peço?" Eu sugiro nomes de possíveis doadores, como o Márcio Cypriano, atual presidente do Bradesco, meu amigo de infância. Ela mesma liga para o Márcio, usando meu nome como facilitador do acesso. Como é inteligentíssima, consegue tudo de que precisa.

A própria Jô Clemente eu conheci no consultório. Eis mais um lado positivo das boas relações com a clientela — podemos ir além e exercitar a cidadania como se deve. Então procuro estar de olho no próximo. Quando a Jô Clemente fazia a Feira da Bondade, com o objetivo de arrecadar fundos para a manutenção da instituição e auxílio aos portadores de deficiências mentais, eu já era voluntário lá antes de conhecê-la. Um parente do Dr. Antônio Clemente, marido de Jô, havia convidado minha mulher, Regina, para participar da feira. Lá fomos nós. Começamos ajudando numa das barracas, depois pedi para tomar conta de uma. Com quatro filhos, meus filhos com um monte de amigos, antevi, *bidu*, que poderíamos arrebentar nas vendas. Em pouco tempo já estava com duas barracas. Eu levava 24 jovens para trabalhar. Cada grupo de oito trabalhava em turnos de oito horas. Vendíamos de tudo, mas o nosso forte eram chocolates Kopenhagen e panetones Bauducco. Uma vez o Mário Damian me mandou tantos óculos *ray-ban* de brinde que abri uma barraca só de óculos. Sucesso total.

Gosto de ajudar. Minha mãe dizia que, quando era pequeno, alcancei uma graça de São Judas Tadeu. Usava óculos grandes, minha vista era péssima, mas depois que ela fez uma promessa nunca mais tive nada. Só agora, bem mais velho, fiquei com um pouco de astigmatismo. Talvez meu lado colaborador venha do santo. Com uma pitada de inspiração terrena do Américo Moreda, aquele meu padrinho que dava uma mãozinha para todo mundo. Venho cooperando com a AACD (Associação de Assistência à Criança Defeituosa) há uns trinta anos — dôo uma quantia mensal — e, como dentista, já doei um consultório completo ao Rotary. Eventualmente também tratei, de graça, de pessoas que precisavam muito.

Meus filhos não têm uma atividade voluntária específica, mas cada um faz o que acha que deve fazer. O Sérgio, por exemplo, dá aulas gratuitas de escovação em vários lugares. Não imponho regras, prefiro dar o exemplo. Quando eram pequenos, eles me viam ajudando na escola, nas quermesses, na barraca de pescaria. Hoje acompanham meu apoio a D. Jô, que não tem mais a Feira da Bondade, mas organizou por vários anos a Agulhas da Alta Moda, fantástica festa beneficente com desfiles de grandes estilistas, que sempre contou também com a colaboração da Heloísa. No momento D. Jô está tentando arrecadar dinheiro sem a festa, só com doações. Estou aí para o que der e vier. Ela sabe disso.

Foi a odontologia, no fundo, que me incentivou a ser um bom sujeito. Seja dando um empurrãozinho para o Chicão deixar o trabalho como caseiro e virar dentista, seja ajudando entidades, ou simplesmente — e isto é o mais importante — fazendo um paciente mais feliz. Ultimamente tenho atendido uma moça em coma, que sofre de espasmos e acabou desprendendo uma coroa com seus movimentos involuntários. O pai crê que ela percebe a falta do dente e se angustia. Eu transporto um consultório até ela e tento dar um jeito de fixar o dente e manter sua boca em ordem, nem que seja apenas para dar-lhe um sopro de bem-estar.

Nos últimos quarenta anos venho me dedicando todos os dias à carreira que escolhi. E cada vez que vejo um paciente sair mais feliz da cadeira, não me canso de agradecer aos céus por ter feito a escolha certa. Quem sabe não será também a sua? Só posso exaltar essa profissão que amo tanto e me dá tamanho estímulo.

UM POUCO DE HISTÓRIA

Até chegar à cadeira equipada com todos os apetrechos modernos, a odontologia passeou um bocado. Próteses curiosas já eram criadas pelos etruscos 600 anos antes de Cristo. É interessante acompanhar um pouco os passos e curiosidades dessa ciência que muda a cada dia.

- Escavações que datam do ano 600 a.C. revelam que os etruscos faziam restaurações, extrações e pontes. Suas pontes tinham os elementos ligados uns aos outros, como se faz até hoje, e havia ainda faixas de ouro que uniam os dentes artificiais aos naturais que restavam na boca. Até as moedas da civilização etrusca traziam o desenho de instrumentos para extração de dentes.

- Na Grécia Antiga era considerado de bom-tom escovar os dentes e exibi-los branquinhos. Os gregos aprenderam a cuidar da boca por influência dos romanos. Conselho grego de então: "Todas as manhãs você deve escovar gengivas e dentes com os dedos e pulverizá-los com menta, para remover as partículas de comida da boca."

- Problemas periodontais sempre existiram, é claro. Os faraós já sofriam com isso. Escritos egípcios recomendavam, em 3.500 a.C., a aplicação de uma pasta nos dentes, feita com partes de incenso, cebola e cominho, para evitar gengivites e dores. O dr. Gualberto de então chamava-se Hesi-Re, um renomado especialista em odontologia no ano 3000 a.C; retratado com seus instrumentos nos desenhos em alto-relevo.

- Os romanos davam tanta importância aos dentes quanto às outras partes do corpo, e já se arriscavam até em anestésicos. Descrita como a pior das torturas, a dor de dente era aplacada por meio de uma receita com dez ingredientes que faziam o paciente adormecer. Ou então eles faziam gargarejos com beladona e água quente. Se nada disso adiantasse, era preciso pegar um sapo, abrir sua boca e cuspir dentro, dizendo: "Sapo, vá, e leve minha dor de dente com você!"

- Os maias, por sua vez, já se arriscavam no implante, usando pedaços de conchas e madrepérola em lugar dos dentes naturais. Um exemplo desses, do ano 600, foi encontrado por arqueólogos em Honduras.

- Os árabes, de acordo com os mandamentos do Islã, atribuíam características sagradas à higiene do corpo, tão fundamental quanto a da alma. Após cada refeição eles lavavam a boca com água e sabão, e os mais puros chegavam a enxaguar dentes e gengivas quinze vezes por dia.

- Os chineses usavam arsênico para tratar de dentes estragados, provavelmente para matar a polpa do dente e aliviar a dor. Também tinham um amálgama próprio, formado por 100 partes de mercúrio, 45 partes de prata e 900 partes de estanho. Essa era a receita de uma pasta que endurecia no dente, sólida como prata — técnica do ano 659. Marco Polo, anos depois, descreveria chineses que usavam finas fatias de ouro moldadas nos dentes.

- As japonesas pintavam seus dentes de preto como prova de fidelidade conjugal aos maridos. Fez sucesso, e até as prostitutas e cortesãs resolveram pintar os seus, confundindo a hierarquia da pureza.

- Na Idade Média, europeus já ilustravam as clássicas cenas de extrações de dentes: um sujeito de boca aberta, sofrendo, outros dois com instrumentos tentando arrancar seu dente. Em muitas imagens, há uma enorme platéia acompanhando a ação. Os doutores de então tinham um quê de feiticeiros e preparavam poções com vermes, víboras e formigas para tratar das dores.

- Por volta de 1200, 1300, começam a surgir os cirurgiões, que eram também os barbeiros. Faziam perucas, extraíam dentes, colocavam verme de corvo nas cáries. Guy de Chauliac, no século XIV, foi um dos grandes cirurgiões da época e o primeiro a usar o termo "dentatores" para os especialistas, os futuros dentistas. Usavam diversos instrumentos e, entre as técnicas que adotavam, uma era a de abrir veias para deixar escorrer o sangue de gengivas infeccionadas.

- No século XVI, Falópio provou que a dentição permanente se desenvolve independentemente dos dentes de leite. Na mesma época, Eustáquio classificou a anatomia dentária: os dentes incisivos, os caninos, os pré-molares e molares. Instrumentos se sofisticavam, assim como as técnicas: já se faziam suturas.

- A rainha Elizabeth tinha motivos para ser tão amarga e ainda odiar Mary Stuart: além do rosto pouco harmonioso, ela exibia dentes amarelos e até negros. Perdeu quase todos e, com eles, foi embora a juventude.

- A invenção do microscópio, no século XVII, provocou uma guinada nos conhecimentos de então. Foram descobertas as bactérias e, com elas, os tratamentos para cáries. O problema é que se acreditava que as cáries eram causadas por vermes que viviam na boca.

- Boa parte do que aprendemos em odontologia até hoje vem do século XVIII, de um renomado dentista/cirurgião militar chamado Pierre Fouchard. Ele analisou a deterioração dos dentes, suas causas, e como preveni-la. Fez pontes de elementos individuais e dentaduras, presas às arcadas dentárias com fios de aço. Também acreditava na escovação da gengiva para prevenir doenças periodontais. Foi Fouchard quem inventou o termo cirurgião-dentista.

- Na América, um paciente ilustre fez história: o presidente George Washington, tratado pelos dentistas renomados de então, sofria com constantes dores de dente. Usou dentes artificiais de ouro, marfim e até presas de hipopótamo, e nas suas pontes o palato era feito com folhas de ouro.

- Os americanos lideravam, já no século XIX, as inovações nos tratamentos dentários. Os instrumentos, mais sofisticados, tinham cabos de osso ou marfim, e dentistas tratavam da saúde bucal nas grandes cidades, como Nova York, Boston, Richmond, Baltimore e Filadélfia. Já faziam dentes de porcelana e descobriam o amálgama para preencher as cavidades. É dessa época a primeira escola a formar cirurgiões-dentistas, a Baltimore College of Dental Surgery.

- Na época, houve uma briga curiosa entre dentistas que eram contra e a favor do amálgama. Os que optavam pelo ouro alegavam que o amálgama era utilizado por gente menos capaz, já que com ele era mais fácil preencher as cavidades. Isso lembra as discussões de hoje sobre o uso da resina.

- A anestesia foi inventada por um dentista americano, Horace Wells, em 1844: um gás hilariante, o óxido nitroso. Parece coisa do Curinga de Batman, mas o gás funcionava mesmo quando era inalado. Wells acabaria se suicidando depois de ser acusado de charlatão por outros dentistas. Na verdade, ele foi mesmo o pai da anestesia.

- O inventor da jaqueta de porcelana foi Charles Henry Land (1847-1919), avô do famoso aviador Charles Lindbergh, o primeiro a atravessar o Atlântico num vôo sem escalas.

- No século XIX a odontologia teria grandes avanços: além da anestesia e das coroas, foi inventada a primeira cadeira de dentista, em 1847. É também nessa época que as mulheres ingressam na profissão: a primeira dentista da história, Lucy Hobbs, formou-se em 1866. Moças, por sinal, só tratavam de outras moças.

- Duas descobertas revolucionárias também do século XIX: o estudo da microbiologia da boca fez W. D. Miller acreditar que os carboidratos, em contato com os dentes, eram fermentados por bactérias da flora oral, o que resultaria nas cáries. E a invenção da radiografia, por Roentgen, mudaria para sempre a história dos tratamentos dentários.

- Mais uma do século XIX: a descoberta do uso do flúor como a mais eficiente forma de prevenção das cáries.

- No Brasil, os primeiros barbeiros que extraíam dentes chegaram com a expedição colonizadora de Martim Afonso de Souza, em 1530, tempo das capitanias hereditárias. Portugal regularizaria o exercício da arte dentária por aqui em 1629. O primeiro barbeiro oficial a vir para cá foi Antonio Francisco Milheiro.

- Nem é preciso dizer, mas vá lá: Joaquim José da Silva Xavier, o Tiradentes, deu fama à profissão no século XVIII. Confeccionava próteses de marfim e ossos de boi, mas obviamente, era conhecido por suas extrações.

- Em 1808 foi criada a Escola de Cirurgia da Bahia, que licenciava profissionais da corte e escravos para exercerem a arte de ser dentista. Os senhores de engenho pagavam a taxa de exame para seus escravos atuarem na profissão. Já havia ética para pôr ordem no negócio: quem, por inabilidade ou empolgação, arrancasse também o dente vizinho ao que precisava ser extraído cobrava apenas por um.

- A primeira gravura relacionada à odontologia no Brasil leva a assinatura do pintor francês Debret. Ele pintou a cena em *Boutiques de Barbieri*, na qual aparecem os dizeres numa placa: "Barbeiro, Cabellereiro Sangrador, Dentista e Deitão Bixas". O barbeiro era negro.

- Brasileiros já seguiam para os Estados Unidos, no século XIX, a fim de aperfeiçoar seus conhecimentos em odonto. É dessa fase o primeiro curso de odontologia no Brasil.

- O dente é o único órgão do corpo associado ao bom senso. Os dentes de siso (que vem do latim *sensus* e quer dizer sentido) são chamados por nós de dentes do juízo. Na França, de *dent de la sagesse*, e em inglês, *wisdom tooth* (dente da sabedoria). Marca o ritual de passagem para a vida adulta, como se fosse verdade que ficamos mais sábios.

INSTITUIÇÕES DE ENSINO

CENTRO DE ENSINO SUPERIOR DE VALENÇA — CESVA
Rua Sargento Vítor Hugo, 161
Fátima
Valença — RJ
CEP 27600-000
Telefax: (24) 2453-1888
e-mail: cesva@faa.edu.br
Site: www.faa.edu.br

CENTRO DE ENSINO SUPERIOR DO PARÁ — CESUPA
Avenida Governador José Malcher, 1963
Belém — PA
CEP 66060-230
Tel.: (91) 216-9000 — Fax: (91) 224-7765
e-mail: ofpessoa@cesupa.br
Site: www.cesupa.br

CENTRO UNIVERSITÁRIO DE VOLTA REDONDA — UNIFOA
Rua Luiz Alves Pereira, 76
Aterrado
Volta Redonda — RJ
CEP 27295-530
Tel.: (24) 3340-8400 — Fax: (24) 346-1015
e-mail: foa@org.br
Site: www.foa.org.br

CENTRO UNIVERSITÁRIO HERMÍNIO OMETTO — UNIARARAS
Avenida Doutor Maximiliano Baruto, 500
Jardim Universitário
Araras — SP
CEP 13607-339
Tel.: (19) 3543-1400 — Fax: (19) 3543-1411
e-mail: secretaria@uniararas.br
Site: www.uniararas.br

ESCOLA DE FARMÁCIA E ODONTOLOGIA DE ALFENAS — EFOA
Rua Gabriel Monteiro da Silva, 714
Centro
Alfenas — MG
CEP 37130-000
Tel.: (35) 3299-1061/1062 — Fax: (35) 3299-1063
e-mail: efoa@int.efoa.br
Site: www.efoa.br

FACULDADE DE ODONTOLOGIA DE CAMPOS — FOC
Rua Visconde de Alvarenga, 143
Parque Universitário
Campos dos Goytacazes — RJ
CEP 28050-420
Telefax: (24) 2723-0616

FACULDADE DE ODONTOLOGIA DE NOVA FRIBURGO — FONF
Rua Silvio Henrique Braune, 22
Centro
Nova Friburgo — RJ
CEP 28625-650
Telefax: (24) 2522-2916
e-mail: fonf@fonf.edu.br
Site: www.fonf.edu.br

FACULDADE DE ODONTOLOGIA JOÃO PRUDENTE
Avenida Universitária — Km 3,5
Cidade Universitária
Anapólis — GO
CEP 75070-290
Tel.: (62) 310-6600 — Fax: (62) 318-1120
e-mail: vestibular@aee.edu.br
Site: www.aee.edu.br

FACULDADE FEDERAL DE ODONTOLOGIA DE DIAMANTINA — FAFEOD
Rua da Glória, 187
Diamantina — MG
CEP 39100-000
Tel.: (38) 531-1024/1811 — Fax: (38) 531-1030
e-mail: fafeod@fafeod.br
Site: www.fafeod.br

FACULDADES ASSOCIADAS ESPÍRITO SANTENSE — FAESA
Rodovia Serafim Derenzi, 3115
São Pedro
Vitória — ES
CEP 29048-450
Tel.: (27) 3331-4500 — Fax: (27) 3322-5558
e-mail: odontologia@faesa.br
Site: www.faesa.br

FACULDADES INTEGRADAS MARIA COELHO AGUIAR — FIMCA
Rua das Araras, 241
Jardim Eldorado
Porto Velho — RO
CEP 78912-640
Telefax: (69) 227-0253
e-mail: fimcas@inter-net.com.br

FUNDAÇÃO EDUCACIONAL DE BARRETOS — FEB
Avenida Professor Roberto Frade Monte, 389
Bairro Aeroporto
Barretos — SP
CEP 14783-226
Tel.: (17) 3322-6411 — Fax: (17) 3322-6205
e-mail: odonto@si.feb.br
Site: www.feb.br

PONTIFÍCIA UNIVERSIDADE CATÓLICA DE CAMPINAS — PUCCAMP
Avenida John Boyd Dunlop, s/n
Jardim Ipaussurama
Campinas — SP
CEP 13059-900
Tel.: (19) 3729-8625 — Fax: (19) 3729-8337
e-mail: odonto@puc-campinas.edu.br
Site: www.puc-campinas.edu.br

PONTIFÍCIA UNIVERSIDADE CATÓLICA DE MINAS GERAIS — PUCMG
Avenida Dom José Gaspar, 500
Coração Eucarístico
Belo Horizonte — MG
CEP 30535-610
Tel.: (31) 3319-4444 — Fax: (31) 3319-4225
e-mail: odonto@pucminas.br
Site: www.pucminas.br

PONTIFÍCIA UNIVERSIDADE CATÓLICA DO PARANÁ — PUCPR
Rua Imaculada Conceição, 1155
Prado Velho
Curitiba — PR
CEP 80215-901
Tel.: (41) 330-1448 — Fax: (41) 330-1621
e-mail: odonto@rla13.pucpr.br
Site: www.pucpr.br

PONTIFÍCIA UNIVERSIDADE CATÓLICA DO RIO GRANDE DO SUL — PUCRS
Avenida Ipiranga, 6681
Partenon
Porto Alegre — RS
CEP 90619-900
Tel.: (51) 3320-3562 — Fax: (51) 3320-3626
e-mail: odontologia@pucrs.br
Site: www.pucrs.br

SOCIEDADE CARUARUENSE DE ENSINO SUPERIOR — SCES
Avenida Portugal, s/n
Jardim Europa
Caruaru — PE
CEP 55016-400
Tel.: (81) 3721-2155 — Fax: (81) 3722-1373
e-mail: sces@sces.br
Site: www.sces.br

UNIÃO EDUCACIONAL DO PLANALTO CENTRAL — UNIPLAC
SHIS — QI 7 — Conjunto 10 — Bloco E
Lago Sul
Brasília — DF
CEP 71615-300
Telefax: (61) 248-5100
e-mail: uniplac@uniplac.br
Site: www.uniplac.br

UNIVERSIDADE BANDEIRANTE DE SÃO PAULO — UNIBAN
Rua Maria Cândida, 1813
Vila Guilherme
São Paulo — SP
CEP 02071-013
Tel.: (11) 6967-9000
e-mail: uniban@ns.uniban.br
Site: www.uniban.br

UNIVERSIDADE BRAZ CUBAS — UBC
Avenida Francisco Rodrigues Filho, 1233
Mogilar
Mogi das Cruzes — SP
CEP 08773-380
Tel.: (11) 4790-2822 — Fax: (11) 503-7293
e-mail: vestibular@brazcubas.br
Site: www.brazcubas.br

UNIVERSIDADE CAMILO CASTELO BRANCO — UNICASTELO
Rua Carolina Fonseca, 584
Itaquera
São Paulo — SP
CEP 08230-030
Telefax: (11) 6170-0038
e-mail: unicastelo@unicastelo.br
Site: www.unicastelo.br

UNIVERSIDADE CIDADE DE SÃO PAULO — UNICID
Rua Cesário Galeno, 448/475
Tatuapé
São Paulo — SP
CEP 03071-000
Tel.: (11) 6190-1200
e-mail: callcenter@unicid.br
Site: www.unicid.br

UNIVERSIDADE CRUZEIRO DO SUL — UNICSUL
Avenida Doutor Ussiel Cirilo, 225
São Miguel Paulista
São Paulo — SP
CEP 08060-070
Telefax: (11) 6137-5700
e-mail: unicsul@unicsul.br
Site: www. unicsul.br

UNIVERSIDADE DA REGIÃO DE JOINVILLE — UNIVILLE
Campus Universitário, s/n
Bom Retiro
Joinville — SC
CEP 89201-972
Telefax: (47) 461-9000
e-mail: univille@univille.br
Site: www.univille.br

UNIVERSIDADE DE ALFENAS — UNIFENAS
Rodovia MG 179 — km 0 — Cidade Universitária
Alfenas — MG
CEP 37130-000
Tel.: (35) 3299-3192 — Fax: (35) 3299-3101
e-mail: unifenas@unifenas.br
Site: www.unifenas.br

UNIVERSIDADE DE ALFENAS — UNIFENAS (CAMPUS DE VARGINHA)
Praça do Estudante, 2000
Imaculada Conceição
Varginha — MG
CEP 37026-690
Tel.: (35) 3212-7766
e-mail: varginha@unifenas.br
Site: www.unifenas.br

UNIVERSIDADE DE BRASÍLIA — UNB
Campus Universitário Darcy Ribeiro — Lago Norte
Brasília — DF
CEP 70910-900
Tel.: (61) 307-2511 — Fax: (61) 273-0105
e-mail: fsd@unb.br
Site: www.unb.br

UNIVERSIDADE DE CUIABÁ — UNIC
Avenida Beira Rio, 3100
Jardim Europa
Cuiabá — MT
CEP 78015-480
Tel.: (65) 615-1000 — Fax: (65) 634-6258
e-mail: unic@unic.br
Site: www.unic.br

UNIVERSIDADE DE FORTALEZA — UNIFOR
Avenida Washington Soares, 1321
Edson Queiroz
Fortaleza — CE
CEP 60811-905
Tel.: (85) 477-3200 — Fax: (85) 477-3062
e-mail: ccs@unifor.br
Site: www.unifor.com.br

UNIVERSIDADE DE FRANCA – UNIFRAN
Avenida Doutor Armando Salles de Oliveira, 201
Parque Universitário
Franca – SP
CEP 14404-600
Tel.: (16) 3711-8888 – Fax: (16) 3711-8886
e-mail: ensino@unifran.br
Site: www.unifran.br

UNIVERSIDADE DE ITAÚNA – UI
Rodovia MG 431 – Km 45
Itaúna – MG
CEP 35680-142
Tel.: (37) 3249-3087 – Fax: (37) 3249-3062
e-mail: processoseletivo@uit.br
Site: www.uit.br

UNIVERSIDADE DE MARÍLIA – UNIMAR
Avenida Higyno Muzzy Filho, 1001
Campus Universitário
Marília – SP
CEP 17525-902
Tel.: (14) 421-4000 – Fax: (14) 433-8691
e-mail: odonto@unimar.br
Site: www.unimar.br/fco

UNIVERSIDADE DE MOGI DAS CRUZES – UMC
Avenida Doutor Cândido Xavier de Almeida e Souza, 200
Centro Cívico
Mogi das Cruzes – SP
CEP 08780-911
Tel.: (11) 4798-7308 – Fax: (11) 4798-7323
e-mail: quintela@umc.br
Site: www.umc.br

UNIVERSIDADE DE PASSO FUNDO – UPF
BR 285 – Km 171 – Campus I
São José
Passo Fundo – RS
CEP 99001-970
Tel.: (54) 316-8402 – Fax: (54) 316-8403
e-mail: odonto@upf.tche.br
Site: www.upf.tche.br

UNIVERSIDADE DE RIBEIRÃO PRETO — UNAERP
Avenida Costábile Romano, 2201
Ribeirânia
Ribeirão Preto — SP
CEP 14096-380
Tel.: (16) 603-6781 — Fax: (16) 603-6783
e-mail: webmaster@unaerp.br
Site: www.unaerp.br

UNIVERSIDADE DE RIBEIRÃO PRETO — UNAERP (CAMPUS DE GUARUJÁ)
Avenida Dom Pedro I, 3330
Balneário Cidade Atlântica
Guarujá — SP
CEP 11440-003
Tel.: (16) 3398-1000
e-mail: webmaster@unaerp.br
Site: www.unaerp.br

UNIVERSIDADE DE SANTA CRUZ DO SUL — UNISC
Avenida Independência, 2293
Santa Cruz do Sul — RS
CEP 96815-900
Tel.: (51) 3717-7469 — Fax: (51) 3717-1855
e-mail: deo@unisc.br
Site: www.unisc.br

UNIVERSIDADE DE SANTO AMARO — UNISA
Rua Professor Enéas de Siqueira Neto, 340
Jardim das Imbuias
São Paulo — SP
CEP 04829-300
Tel.: (11) 5545-8652/8669 — Fax: (11) 5928-2331
e-mail: pbordini@unisa.br
Site: www.unisa.br

UNIVERSIDADE DE SÃO PAULO — USP
Avenida Professor Lineu Prestes, 2227
Cidade Universitária
São Paulo — SP
CEP 05508-000
Tel.: (11) 3091-7819 — Fax: (11) 3091-0062
e-mail: gradfo@usp.br
Site: www.usp.br/fo

UNIVERSIDADE DE SÃO PAULO — USP (CAMPUS DE BAURU)
Alameda Octávio Pinheiro Brisola, 975
Vila Universitária
Bauru — SP
CEP 17012-901
Tel.: (14) 235-8000 — Fax: (14) 223-7720
e-mail: fob@edu.usp.br
Site: www.fob.usp.br

UNIVERSIDADE DE SÃO PAULO — USP (CAMPUS DE RIBEIRÃO PRETO)
Avenida do Café, s/n
Ribeirão Preto — SP
CEP 14040-904
Tel.: (16) 602-3952 — Fax: (16) 633-0999
e-mail: forp@edu.usp.br
Site: www.forp.usp.br

UNIVERSIDADE DE TAUBATÉ — UNITAU
Rua dos Operários, 9
Centro
Taubaté — SP
CEP 12020-340
Tel.: (12) 225-4140 — Fax: (12) 232-7660
e-mail: seodonto@unitau.br
Site: www.unitau.br

UNIVERSIDADE DE UBERABA — UNIUBE
Avenida Nenê Sabino, 1801
Centro
Uberaba — MG
CEP 38055-500
Tel.: (34) 3319-8800 — Fax: (34) 3318-8910
e-mail: uniube@uniube.br
Site: www.uniube.br

UNIVERSIDADE DO ESTADO DE MINAS GERAIS — UEMG
Rua Padre José Poggel, 506
Centenário
Lavras — MG
CEP 37200-000
Tel.: (35) 3694-8152 — Fax: (35) 3694-8118
e-mail: toshio@lavras.br
Site: www.unilavras.edu.br

UNIVERSIDADE DO ESTADO DE PERNAMBUCO — UPE
Avenida General Newton Cavalcanti, 1650
Tabatinga
Camaragibe — PE
CEP 54753-220
Tel.: (81) 3458-1000 — Fax: (81) 3458-1186
e-mail: fop@fop.upe.br
Site: www.upe.br

UNIVERSIDADE DO ESTADO DO AMAZONAS — UEA
Avenida Carvalho Leal, 1777
Cachoeirinha
Manaus — AM
CEP 69065-001
Tel.: (92) 214-9701/664-2204
e-mail: btaveira@uea.edu.br
Site: www.uea.edu.br

UNIVERSIDADE DO ESTADO DO RIO DE JANEIRO — UERJ
Bulevar Vinte e Oito de Setembro, 157 — Sl. 209 — 2º andar
Vila Isabel
Rio de Janeiro — RJ
CEP 20551-030
Tel.: (21) 2587-6367 — Fax: (21) 2522-2916
e-mail: odonto@uerj.br
Site: www.uerj.br

UNIVERSIDADE DO OESTE PAULISTA — UNOESTE
Rua José Bongiovani, 700
Presidente Prudente — SP
CEP 19050-900
Tel.: (18) 229-1052 — Fax: (18) 229-1571
e-mail: odonto@odonto.unoeste.br
Site: www.unoeste.br

UNIVERSIDADE DO SAGRADO CORAÇÃO — USC
Rua Irmã Arminda, 10-50
Jardim Brasil
Bauru — SP
CEP 17011-160
Tel.: (14) 235-7000 — Fax: (14) 234-4763
e-mail: imleite@usc.br
Site: www.usc.br

UNIVERSIDADE DO VALE DO ITAJAÍ – UNIVALI
Rua Uruguai, 458
Itajaí – SC
CEP 88302-202
Tel.: (47) 341-7500 – Fax: (47) 341-7615
e-mail: odonto@ccs.univali.br
Site: www.univali.br

UNIVERSIDADE DO VALE DO PARAÍBA – UNIVAP
Praça Cândido Dias Castejón, 116
Centro
São José dos Campos – SP
CEP 12245-720
Tel.: (12) 3922-2355 – Fax: (12) 3941-7248
e-mail: jair@univap.br
Site: www.univap.br

UNIVERSIDADE ESTÁCIO DE SÁ – UNESA
Avenida Paulo de Frontin, 628
Rio Comprido
Rio de Janeiro – RJ
CEP 20260-010
Tel.: (21) 2503-7289 – Fax: (21) 2503-7293
e-mail: webmaster@estacio.br
Site: www.estacio.br

UNIVERSIDADE ESTADUAL DE CAMPINAS – UNICAMP
Avenida Limeira, 901
Piracicaba – SP
CEP 13414-903
Tel.: (19) 3412-5200 – Fax: (19) 3421-5218
e-mail: info@fop.unicamp.br
Site: www.fop.unicamp.br

UNIVERSIDADE ESTADUAL DE FEIRA DE SANTANA – UEFS
Avenida Universitária, s/n
Feira de Santana – BA
CEP 44031-060
Telefax: (75) 224-8019
e-mail: bio@uefs.br
Site: www.uefs.br

UNIVERSIDADE ESTADUAL DE LONDRINA — UEL
Rua Pernambuco, 520
Londrina — PR
CEP 86020-070
Telefax: (43) 337-5100
e-mail: prouni@cercontel.com.br
Site: www.uel.br

UNIVERSIDADE ESTADUAL DE MARINGÁ — UEM
Avenida Mandacaru, 1550
Maringá — PR
CEP 87080-000
Tel.: (44) 261-4372 — Fax: (44) 224-4975
*e-mail:*sec-dmd@uem.br
Site: www.dod.uem.br

UNIVERSIDADE ESTADUAL DE MONTES CLAROS — UNIMONTES
Campus Universitário Professor Darcy Ribeiro
Vila Mauricéia
Montes Claros — MG
CEP 39401-089
Tel.: (38) 3229-8302 — Fax: (38) 3229-8002
e-mail: cotec@unimontes.br
Site: www.unimontes.br

UNIVERSIDADE ESTADUAL DE PONTA GROSSA — UEPG
Avenida Carlos Cavalcanti, 4748
Uvaranas
Ponta Grossa — PR
CEP 84030-900
Tel.: (42) 220-3000 FAX: (42) 220-9420
e-mail: cps@uepg.br
Site: www.uepg.br

UNIVERSIDADE ESTADUAL DO OESTE DO PARANÁ — UNIOESTE
Rua Universitária, 2069
Cascavel — PR
CEP 85814-110
Tel.: (45) 220-3168 — Fax: (45) 324-4566
e-mail: root@unioeste.br
Site: www.unioeste.br

UNIVERSIDADE ESTADUAL PAULISTA — UNESP (CAMPUS DE ARAÇATUBA)
Rua José Bonifácio, 1193
Vila Mendonça
Araçatuba — SP
CEP 16015-050
Tel.: (18) 624-5555 — Fax: (18) 622-2638
e-mail: uearb@foa.unesp.br
Site: www.foa.unesp.br

UNIVERSIDADE ESTADUAL PAULISTA — UNESP (CAMPUS DE ARARAQUARA)
Rua Humaitá, 1680
Centro
Araraquara — SP
CEP 14801-903
Tel.: (16) 201-6440 — Fax: (16) 201-6433
e-mail: odonto@foar.unesp.br
Site: www.foar.unesp.br

UNIVERSIDADE ESTADUAL PAULISTA — UNESP (CAMPUS DE SÃO JOSÉ DOS CAMPOS)
Avenida Engenheiro Francisco José Longo, 777
Jardim São Dimas
São José dos Campos — SP
CEP 12245-000
Tel.: (12) 3947-9000 — Fax: (12) 3947-9010
e-mail: graduacao@fosjc.unesp.br
Site: www.fosjc.unesp.br

UNIVERSIDADE FEDERAL DA BAHIA — UFBA
Avenida Araújo Pinho, 62
Canela
Salvador — BA
CEP 40110-060
Telefax: (71) 337-5564
e-emal: odo@ufba.br
Site: www.ufba.br

UNIVERSIDADE FEDERAL DA PARAÍBA — UFPB
Cidade Universitária — Campus I
João Pessoa — PB
CEP 58059-900
Tel.: (83) 216-7150 — Fax: (83) 225-1901
e-mail: gabinete@reitoria.ufpb.br
Site: www.ccs.ufpb.br

UNIVERSIDADE FEDERAL DE ALAGOAS — UFAL
BR-104 — Km 97 — Campus A. C. Simões
Tabuleiro dos Martins
Maceió — AL
CEP 57072-970
Tel.: (82) 214-1163 — Fax (82) 214-1665
e-mail: odo@csau.ufal.br
Site: www.ufal.br

UNIVERSIDADE FEDERAL DE GOIÁS — UFG
Praça Universitária, s/n
Setor Universitário
Goiânia — GO
CEP 74605-220
Tel.: (62) 209-6047 — Fax: (62) 521-1882
e-mail: odonto@odonto.ufg.br
Site: www.odonto.ufg.br

UNIVERSIDADE FEDERAL DE JUIZ DE FORA — UFJF
Campus Universitário
Juiz de Fora — MG
CEP 36036-330
Tel.: (32) 3229-3854 — Fax: (32) 3229-3850
e-mail: faleconosco@ufjf.edu.br
Site: www.odontologia.ufjf.br

UNIVERSIDADE FEDERAL DE MATO GROSSO DO SUL — UFMS
Campus Universitário, s/n
Campo Grande — MS
CEP 79070-900
Tel.: (67) 345-7000 — Fax: (67) 345-7015
e-mail: dod@nin.ufms.br
Site: www.ufms.br

UNIVERSIDADE FEDERAL DE MINAS GERAIS — UFMG
Avenida Antônio Carlos, 6627
Pampulha
Belo Horizonte — MG
CEP 31270-901
Tel.: (31) 3499-2445 — Fax:(31) 3499-2465
e-mail: grad@mail.odonto.ufmg.br
Site: www.odonto.ufmg.br

UNIVERSIDADE FEDERAL DE PELOTAS — UFPEL
Rua Gonçalves Chaves, 457
Centro
Pelotas — RS
CEP 96015-560
Tel.: (53) 222-4439 — Fax: (53) 225-5103
e-mail: coperv@ufpel.edu.br
Site: www.ufpel.tche.br/odonto

UNIVERSIDADE FEDERAL DE PERNAMBUCO — UFPE
Travessa Professor Arthur de Sá, 4
Cidade Universitária
Recife — PE
CEP 50740-521
Tel.: (81) 3271-8344 — Fax: (81) 3271-8342
e-mail: gagnelo@uol.com.br
Site: www.ufpe.br

UNIVERSIDADE FEDERAL DE SANTA CATARINA — UFSC
Cidade Universitária
Trindade
Florianópolis — SC
CEP 88040-900
Tel.: (48) 331-9520 — Fax: (48) 334-4069
e-mail: dptostm@ccs.ufsc.br
Site: www.ccs.ufsc.br

UNIVERSIDADE FEDERAL DE SANTA MARIA — UFSM
Rua Marechal Floriano Peixoto, 1184/sl. 114
Centro
Santa Maria — RS
CEP 97015-372
Telefax: (55) 222-3444 R.: 268
e-mail: odonto@ccs.ufsm.br
Site: www.ufsm.br

UNIVERSIDADE FEDERAL DE SERGIPE — UFS
Hospital Universitário Santo Antônio
Rua Cláudio Batista, s/n
Aracaju — SE
CEP 49060-100
Tel.: (79) 222-3933
e-mail: webmaster@ufs.br
Site: www.ufs.br

UNIVERSIDADE FEDERAL DE UBERLÂNDIA — UFU
Avenida Pará, 1720
Campus Umuarama
Uberlândia — MG
CEP 38401-136
Tel.: (34) 3218-2626
e-mail: foufu@umuarama.ufu.br
Site: www.fo.ufu.br

UNIVERSIDADE FEDERAL DO AMAZONAS — UFAM
Avenida General Rodrigo Octávio Jordão Ramos, 3000
Coroado
Manaus — AM
CEP 69007-000
Tel.: (92) 644-2244 — Fax: (92) 644-2894
Site: www.ufam.edu.br

UNIVERSIDADE FEDERAL DO CEARÁ — UFC
Rua Alexandre Baraúna, 949
Rodolfo Teófilo
Fortaleza — CE
CEP 60430-160
Tel.: (85) 288-8005 — Fax: (85) 288-8009
e-mail: codonto@ufc.br
Site: www.ufc.br

UNIVERSIDADE FEDERAL DO ESPIRITO SANTO — UFES
Avenida Marechal Campos, s/n
Maruípe
Vitória — ES
CEP 29040-090
Tel.: (27) 335-7234 — Fax: (27) 335-7233
e-mail: co@npf.ufes.br
Site: www.co.ufes.br

UNIVERSIDADE FEDERAL DO MARANHÃO — UFMA
Rua Treze de Maio, 506
Centro
São Luís — MA
CEP 65010-600
Tel.: (98) 217-8576 — Fax: (98) 232-3911
e-mail: ccod@ufma.br
Site: www.ufma.br

UNIVERSIDADE FEDERAL DO PARÁ — UFPA
Campus Universitário do Guamá
Setor Profissional III
Belém — PA
CEP 66075-900
Tel.: (91) 211-1637 — Fax:(91) 211-1688
e-mail: odonto@ufpa.br
Site: www.ufpa.br

UNIVERSIDADE FEDERAL DO PARANÁ — UFPR
Avenida Professor Lothário Meissner, 3400
Jardim Botânico
Curitiba — PR
CEP 80210-170
Telefax: (41) 360-4053
e-mail: coordont@ufpr.br
Site: www.odontologia.ufpr.br

UNIVERSIDADE FEDERAL DO PIAUÍ — UFPI
Avenida Ininga — Campus Universitário
Teresina — PI
CEP 64048-110
Tel.: (86) 215-5875
e-mail: odontologia@ufpi.br
Site: www.ufpi.br

UNIVERSIDADE FEDERAL DO RIO DE JANEIRO — UFRJ
Avenida Brigadeiro Trompovsky, s/n
Ilha do Fundão
Rio de Janeiro — RJ
CEP 21949-900
Tel.: (21) 2562-2007 — Fax: (21) 2270-2583
e-mail: ensino@odonto.ufrj.br
Site: www.odontologia.ufrj.br

UNIVERSIDADE FEDERAL DO RIO GRANDE DO NORTE — UFRN
Avenida Senador Salgado Filho, 1787
Lagoa Nova
Natal — RN
CEP 59056-000
Telefax: (84) 215-4101
e-mail: diretor@ccs.ufrn.br
Site: www.ufrn.br

UNIVERSIDADE FEDERAL DO RIO GRANDE DO SUL — UFRGS
Rua Ramiro Barcelos, 2492
Porto Alegre — RS
CEP 90035-003
Tel.: (51) 316-5009 — Fax: (51) 330-2951
e-mail: odontoinf@ufrgs.br
Site: www.ufgrs.br/odonto

UNIVERSIDADE FEDERAL FLUMINENSE — UFF
Rua São Paulo, 28
Centro
Niterói — RJ
CEP 24040-110
Telefax: (21) 2719-1055
e-mail: coseac@vm.uff.br
Site: www.uff.br

UNIVERSIDADE GAMA FILHO — UGF
Rua Manuel Vitorino, 553
Piedade
Rio de Janeiro — RJ
CEP 20748-900
Tel.: (21) 2599-7272 — Fax: (21) 2599-7266
e-mail: webmaster.odonto@ugf.br
Site: www.ugf.br

UNIVERSIDADE GUARULHOS — UNG
Praça Tereza Cristina, 1
Centro
Guarulhos — SP
CEP 07023-070
Tel.: (11) 6464-1700
e-mail: ung@ung.br
Site: www.ung.br

UNIVERSIDADE IBIRAPUERA — UNIB
Avenida Interlagos, 1329
Chácara Flora
São Paulo — SP
CEP 04661-100
Tel.: (11) 5694-7900 — Fax: (11) 241-4529
e-mail: codonto@ibirapuera.br
Site: www.ibirapuera.br

UNIVERSIDADE IGUAÇU — UNIG
Avenida Abílio Augusto Távora, 2134
Bairro da Luz
Nova Iguaçu — RJ
CEP 26260-000
Tel.: (21) 2765-4032 — Fax: (21) 2765-4047
e-mail: odontologia@unig.br
Site: www.unig.br

UNIVERSIDADE IGUAÇU — UNIG (CAMPUS DE ITAPERUNA)
BR 356 — Km 2
Itaperuna — RJ
CEP 28300-000
Tel.: (22) 3823-8282/3822-4444
e-mail: odontologia@unig.br
Site: www.unig.br

UNIVERSIDADE LUTERANA DO BRASIL — ULBRA
Rua Miguel Tostes, 101
São Luís
Canoas — RS
CEP 92420-280
Tel.: (51) 477-9174 — Fax: (51) 477-1313
e-mail: dirodonto@ulbra.br
Site: www.ulbra.br

UNIVERSIDADE LUTERANA DO BRASIL — ULBRA (CAMPUS DE CACHOEIRA DO SUL)
Rua Martinho Lutero, s/n
Gonçalves
Cachoeira do Sul — RS
CEP 96501-000
Tel.: (51) 3723-4000 — Fax: (51) 3722-3681
e-mail: ulbracachoeiradosul@ulbra.br
Site: www.ulbra.br

UNIVERSIDADE LUTERANA DO BRASIL — ULBRA (CAMPUS DE TORRES)
Rua Universitária, 1900
Torres — RS
CEP 95560-000
Telefax: (51) 626-2000
e-mail: ulbratorres@ulbra.br
Site: www.ulbra.br

UNIVERSIDADE METODISTA DE PIRACICABA — UNIMEP
Rua Tenente Florêncio Pupo Netto, 300
Jardim Americano
Lins — SP
CEP 16400-680
Tel.: (14) 3533-6055 — Fax: (14) 3533-6100
e-mail: fol@unimep.br
Site: www.unimep.br

UNIVERSIDADE METODISTA DE SÃO PAULO
Rua do Sacramento, 230
Rudge Ramos
São Bernardo dos Campos — SP
CEP 09640-000
Tel.: (11) 7664-7652 — Fax: (11) 7664-7728
e-mail: vestibular@metodista.br
Site: www.metodista.br

UNIVERSIDADE METROPOLITANA DE SANTOS — UNIMES
Rua da Constituição, 374
Vila Nova
Santos — SP
CEP 11015-470
Tel.: (13) 3233-3400 — Fax: (13) 3235-2990
e-mail: infounimes@unimes.com.br
Site: www.unimes.br

UNIVERSIDADE NORTE DO PARANÁ — UNOPAR
Avenida Paris, 675
Jardim Piza
Londrina — PR
CEP 86041-140
Tel.: (43) 3371-7575 — Fax: (43) 3371-7741
e-mail: fernao.leite@unopar.com.br
Site: www.unopar.br

UNIVERSIDADE PARA O DESENVOLVIMENTO DO ESTADO E DA REGIÃO DO PANTANAL — UNIDERP
Rua Ceará, 333
Miguel Couto
Campo Grande — MS
CEP 79037-280
Tel.: (67) 348-8000 — Fax: (67) 341-9210
e-mail: uniderp@uniderp.br
Site: www. uniderp.br

UNIVERSIDADE PARANAENSE — UNIPAR
Praça Mascarenhas de Moraes, s/n
Umuarama — PR
CEP 87502-210
Tel.: (44) 621-2828 — Fax: (44) 623-2553
e-mail: hoeppner@uol.com.br
Site: www.unipar.com.br

UNIVERSIDADE PARANAENSE — UNIPAR (CAMPUS DE CASCAVEL)
Rua Rui Barbosa, 611
Cascavel — PR
CEP 84172-440
Telefax: (44) 321-1300
e-mail: lbremm@hotmail.com
Site: www.unipar.com.br

UNIVERSIDADE PAULISTA — UNIP (CAMPUS DE ARAÇATUBA)
Rua Baguaçu, 1939
Jardim Alvorada
Araçatuba — SP
CEP 16063-700
Tel.: (18) 624-6767 — Fax: (18) 622-7706
Site: www.unip-objetivo.br

UNIVERSIDADE PAULISTA — UNIP (CAMPUS DE BACELAR)
Rua Doutor Bacelar, 1212
Vila Clementino
São Paulo — SP
CEP 04026-002
Tel.: (11) 5586-4000 — Fax: (11) 275-1541
Site: www.unip-objetivo.br

UNIVERSIDADE PAULISTA — UNIP (CAMPUS DE BAURU)
Rua José Aiello, 561
Centro
Bauru — SP
CEP 17040-320
Tel.: (14) 224-2311 — Fax: (14) 223-2311
Site: www.unip-objetivo.br

UNIVERSIDADE PAULISTA — UNIP (CAMPUS DE RIBEIRÃO PRETO)
Avenida Presidente Vargas, s/n
Jardim Canadá
Ribeirão Preto — SP
CEP 14020-260
Tel.: (16) 623-6700 — Fax: (16) 623-9895
Site: www.unip-objetivo.br

UNIVERSIDADE PAULISTA — UNIP (CAMPUS DE SÃO JOSÉ DO RIO PRETO)
Avenida Presidente Juscelino Kubitschek, s/n
Jardim Tarraf II
São José do Rio Preto — SP
CEP 15091-450
Telefax: (17) 227-4060
Site: www.unip-objetivo.br

UNIVERSIDADE PAULISTA — UNIP (CAMPUS DE SOROCABA)
Avenida Independência, 412
Jardim Éden
Sorocaba — SP
CEP 18087-101
Tel.: (15) 238-1000 — Fax: (15) 238-1009
Site: www.unip-objetivo.br

UNIVERSIDADE POTIGUAR — UNP
Avenida Senador Salgado Filho, 1610
Lagoa Nova
Natal — RN
CEP 59056-000
Telefax: (84) 215-1230
e-mail: odontologia@unp.com.br
Site: www.unp.br

UNIVERSIDADE REGIONAL DE BLUMENAU — FURB
Rua Antônio da Veiga, 140 — Bloco J — sala 105
Blumenau — SC
CEP 89010-971
Tel.: (47) 321-7313/7324 — Fax: (47) 321-0487
e-mail: odontologia@furb.br
Site: www.furb.br

UNIVERSIDADE SANTA CECÍLIA – USC
Rua Oswaldo Cruz, 266
Boqueirão
Santos – SP
CEP 11045-907
Tel.: (13) 3202-7100 – Fax: (13) 3234-5297
e-mail: unisanta@unisanta.br
Site: www.unisanta.br

UNIVERSIDADE SÃO FRANCISCO – USF
Avenida São Francisco de Assis, 218
Bragança Paulista
CEP 12916-000
Tel.: (11) 4034-8233 – Fax: (11) 4034-1825
e-mail: odontologia.braganca@saofrancisco.edu.br
Site: www.saofrancisco.edu.br

UNIVERSIDADE SEVERINO SOMBRA – USS
Avenida Expedicionário Oswaldo de Almeida Ramos, 280
Centro
Vassouras – RJ
CEP 27700-000
Tel.: (24) 2471-8200 – Fax: (24) 2471-2223
e-mail: strazzeri.g@uss.br
Site: www.uss.br

UNIVERSIDADE TUIUTI DO PARANÁ – UTP
Rua Marcelino Champagnat, 505
Mercês
Curitiba – PR
CEP 80710-250
Tel.: (41) 331-7700
e-mail: sandra.azevedo@utp.br
Site: www.utp.br

UNIVERSIDADE VALE DO RIO DOCE – UNIVALE
Rodovia MG 04 – Km 03 – Campus II
Capim
Governador Valadares - MG
CEP 35060-801
Tel.: (33) 3279-5074 – Fax: (33) 225-1414
e-mail: odontologia@univale.br
Site: www.univale.br

UNIVERSIDADE VALE DO RIO VERDE DE TRÊS CORAÇÕES — UNINCOR
Avenida Castelo Branco, 82
Chácara das Rosas
Três Corações — MG
CEP 37410-000
Tel.: (35) 3239-1238 — Fax: (35) 3232-2121
*e-mail:*odontologia@unincor.br
Site: www.unincor.br

UNIVERSIDADE VEIGA DE ALMEIDA — UVA
Rua Ibituruna, 108
Tijuca
Rio de Janeiro — RJ
CEP 20271-020
Tel.: (21) 2574-8883 — Fax: (21) 2568-2165
e-mail: uvaonline@uva.br
Site: www.uva.br

UNVERSIDADE TIRADENTES — UNIT
Rua Lagarto, 264
Centro
Aracaju — SE
CEP 49010-390
Telefax: (79) 218-2100
e-mail: odontologia@unit.br
Site: www.odontologia.unit.br

Este livro foi composto na tipologia Filosofia
Regular, em corpo 11/15, e impresso em papel
Offset 90g/m² no Sistema Cameron da Divisão
Gráfica da Distribuidora Record.

Seja um Leitor Preferencial Record
e receba informações sobre nossos lançamentos.
Escreva para
RP Record
Caixa Postal 23.052
Rio de Janeiro, RJ – CEP 20922-970
dando seu nome e endereço
e tenha acesso a **nossas ofertas especiais.**

Válido somente no Brasil.

Ou visite a nossa *home page*:
http://www.record.com.br